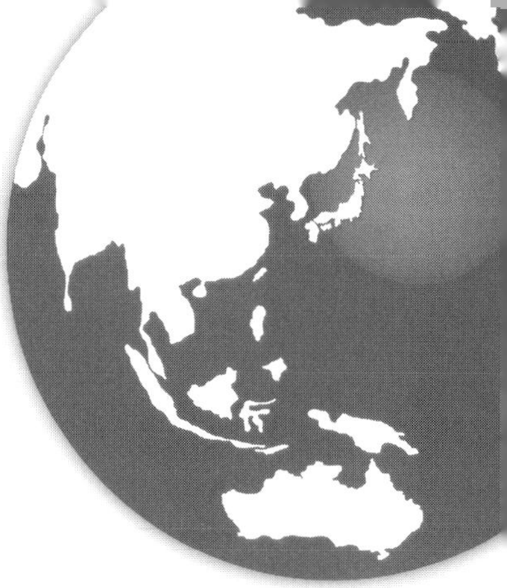

WHOをゆく

World Health Organization

感染症との闘いを超えて

尾身茂＝著

医学書院

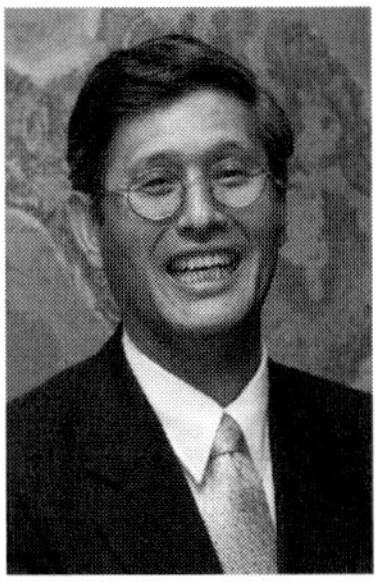

著者プロフィール

1949 年東京都生まれ，1978 年自治医科大学卒（1 期生）．伊豆七島および都立病院を中心に地域医療に従事した後，1990 年 WHO 西太平洋地域事務局に入り，西太平洋地域において小児麻痺（ポリオ）の根絶を達成．1999 年より 10 年間 WHO 西太平洋地域，地域事務局長．重症急性呼吸器症候群（SARS）対策で陣頭指揮をとり制圧，またアジアにおける鳥インフルエンザの脅威を世界に発信するなどした．

2009 年自治医科大学地域医療学センター公衆衛生学教授．

2009 年日本政府新型インフルエンザ対策本部専門家諮問委員会委員長．

2014 年独立行政法人地域医療機能推進機構理事長に就任．

2016 年国際健康危機タスクフォースメンバー〈国連総長からの要請〉．

2020 年 2〜6 月新型コロナウィルス感染症対策専門家会議副座長，3 月新型インフルエンザ等対策有職者会議基本的対処方針等諮問委員会座長，7 月新型コロナウィルス感染症対策分科会会長．

名誉世界保健機関（WHO）西太平洋地域事務局長，自治医科大学名誉教授，他．

WHO をゆく　感染症との闘いを超えて

発　行　2011 年 10 月 15 日　第 1 版第 1 刷©

　　　　2021 年 2 月 15 日　第 1 版第 5 刷

著　者　尾身　茂

発行者　株式会社　医学書院

　　　　代表取締役　金原　俊

　　　　〒113-8719　東京都文京区本郷 1-28-23

　　　　電話 03-3817-5600（社内案内）

印刷・製本　三美印刷

ISBN978-4-260-01427-4

序

2009年1月30日，約20年間の世界保健機関（WHO）での仕事を終え，帰国．引越しの荷物に手を着けるまもなく，2月2日より母校・自治医科大学での仕事が始まった．亜熱帯・マニラにおける長い生活で汗腺の緩んだ身には，母国の厳寒は堪えた．

4月に入り，久しく味わう機会のなかった「日本の桜」に接すると，多くの出来事が凝縮していたWHOでの20年間も，遠い昔のことのように思えた．徐々に日本での生活，仕事に慣れてきた．

そうした中，医学書院の担当編集者から，「WHOにおける感染症対策などの仕事を，単行本としてまとめてはどうですか」との提案があった．私は，気が進まなかった．

同じ医学書院からの勧めで，私はWHO西太平洋地域事務局長としての仕事や考えを，2004年から2009年までの5年間，毎月，雑誌『公衆衛生』に連載していた．WHOでの仕事の主要な部分は，すでにこの連載に記録として残した，という気持ちだった．

それにも増して，私の中には，「自分の過去」を一冊の本にまとめるという仕事は，“大家の仕事”という固定観念があった．

そのうち，日本でも新型インフルエンザの流行が始まり，同年4月29日には，政府の新型インフルエンザ対策専門家諮問委員会委員長に任命され，その仕事と，大学での業務等で手一杯になり，いつしか編集者からの連絡も途絶え，「本」のことは全く頭から離れていった．

しかし，“敵”もさる者，編集者は本気であった．インフルエンザの流行が下火になった頃を見計らって，再び連絡してきた．今回は，私の気持ちを先取りしてか，「国内外で様々なご経験をされてきたことを若者に伝えることは，先輩としての大事な仕事，義務ではないでしょうか？」と言ってきた．私にもご多聞にもれず“彷徨の青春時代”があった．「若者へのメッセージ」と言われれば，返す言葉がなかった．これで勝負はあった．私の完敗である．

確かに，若い頃から還暦を迎えた現在まで，多くの方々のお世話になり，様々な経験をさせていただいた．本書が若い読者のこれからの人生に少しでもお役に立てれば，望外の喜びである．

なお，本書は雑誌『公衆衛生』に連載した原稿を中心にまとめたが，本書執筆作業の途中 2011 年 3 月 11 日に東日本大震災が起こったため，震災対応については加筆した．また WHO からの帰国直後に起きた新型インフルエンザ対策の部分も同様である．

最後に，5 年間にわたる雑誌『公衆衛生』への毎月の執筆は，WHO 西太平洋地域事務局に勤務していた 3 人の日本人医師の協力なしでは不可能であった．この場を借りて，井上　肇さん，佐藤陽次郎さん，杉江拓也さんに心より御礼を申し上げる．

2011 年 8 月 11 日

尾身　茂

目次

1

WHO に至るまで：第 1 の青春物語

医師を目指す動機は人によって様々だと思う．身近に医療関係者がいて影響を受ける人，また家族や自らの闘病が契機になる人もあるだろう．しかし，私の場合は中学・高校を通して，医学・医療を自分の将来の仕事として考えたことは皆無だった．学校でも理科は苦手で文化系の科目に相性がよく，また生徒会活動や剣道など，人と話したり，体を動かすことが好きだった．したがって将来の職業としては，世界を飛び回る外交官や商社マン等を漠然と考えていた．

是非ともアメリカに留学してみたかったが，当時は高校生の海外旅行など，考えられなかった時代である．しかし，たまたま，American Field Service（AFS）という留学制度があり高校生でもアメリカで勉強する機会があることを知り，柄にもなく教会の英語バイブル教室にも通い，英語だけは懸命に勉強した．

2 回目の挑戦で幸いにも AFS の留学試験に合格した．カナダにほど近いニューヨーク州ポツダムという町で，インド文化を専攻するドイツ系アメリカ人の大学教授の家に 1 年間寄宿し，現地の高校に通う機会を得た．当時，1960 年代半ばといえば，古き良きアメリカの最後の時期．まだ 1 ドルが 360 円の時代で，彼我の国力の差は歴然としていた．大きな庭の芝生，各家に 2 台の自家用車といった，それまで映画で垣間見るだけだったアメリカでの毎日は鮮烈だった．日本のように大学受験を意識することもなく，郊外の湖で生まれて初めてヨットを楽しみ，また，

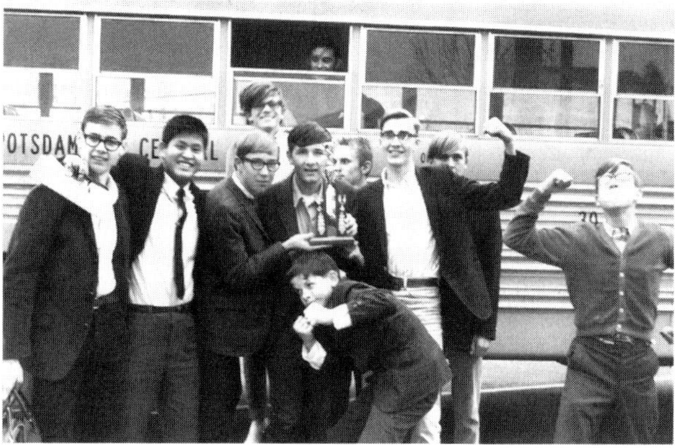

アメリカ留学時，クロスカントリークラブの試合の帰りに．
左から２人目が筆者

テニスに熱中，時にはデートにも成功した日々は，今でも「天然色」で記憶に残っている．

さて，1968 年に帰国してみれば，待ち受けていたのは灰色の世界だった．日本中が，学園紛争で騒然としていた．例えば安田講堂が占拠された東京大学は，1969 年の入試が中止になったほどだった．その年に私は慶應義塾大学（法学部）に入学した．その慶應義塾大学でもストライキに入った．反権力，反体制が声高に叫ばれる中，「商社マンや外交官志望」などと口にすれば，「人民の敵」と言われかねない雰囲気であった．青春の彷徨の始まりである．

ゲバ棒を持ってデモに参加するという気分にもなれず，さりとて「ノンポリ」に徹して勉学に打ち込むこともできず，徐々に大学に通う回数が減り，通学途中渋谷で下車して，ある書店に入り浸り，哲学，宗教，人生論などの本を漁る日々が多くなっていった．

そんなある日，件の書店でぶらぶらしていると，ふと『わが歩みし精神医学の道』（内村祐之著）という１冊が目にとまった．医学など夢想だにしなかった私だったが，悩む青春の心には“医学”という言葉が何

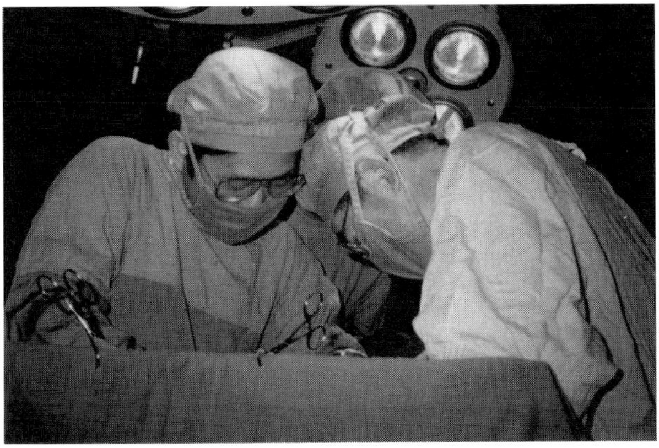

都立病院に勤務中，外科の手術の様子．左が筆者

か人間的な響きを持ち，自分の悩みを一挙に解決してくれる救世主に思えた．医学部受験を密かに決心し，両親に話すと，普段おとなしい父親は激怒，文字通り取っ組み合いとなった．何とか母の仲裁で勘当は免れた．医学部合格の確信のないまま医師を目指すこととなった．勉強を始めて数か月後，自治医科大学という地域医療に従事する医師を育てる大学が創設され，翌春１期生を募集することを知った．「地域医療」という言葉の響きは，悩む心には魅力的だった．しかも学費は無料だという．両親にこれ以上経済的に迷惑をかけるわけにはいかなかった．第一志望を自治医科大学と決めた．食事，睡眠，トイレ以外の時間はすべて勉強，後にも先にもあれほど懸命に勉強したことはなかった．

二度目の転機は 30 代後半に訪れた．卒業後に都立病院で研修した後，伊豆諸島の離島での診療をはじめとする自治医科大学卒業生としての就業義務も終わりにさしかかり，人生の後半の生き方を考える時期に来ていた．僻地医療にまた戻るか，都立病院で専門医を目指すか，開業するか，都の保健医療行政に従事するか，いくつかの選択肢があった．

そんな時，偶然，高校時代に共にアメリカに留学した仲間に会う機会があった．彼は当時 UNICEF で仕事をしていた．たまたま赴任地のイ

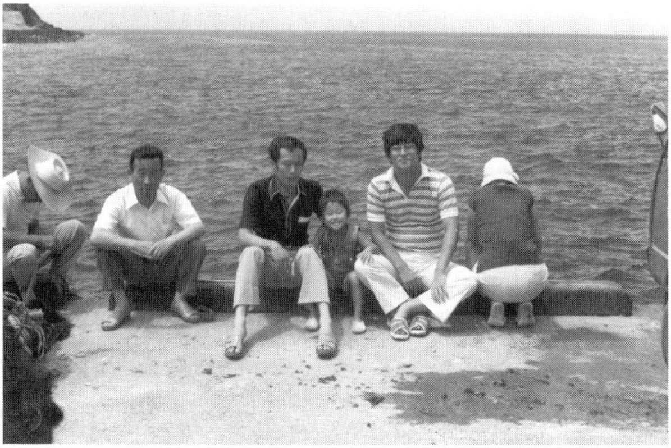

1981 年，自治医大の僻地診療，最初の赴任先の利島で，
息子と妻（隣で後ろを向いている）と共に

ンドネシアから東京に一時帰国した際に電話をくれたのである．彼は高校の頃の私を想い出しながら言った．「尾身，WHO で働いたらどうだ」．

そのまま，ものに憑かれたように WHO へ突き進むことになる．家族の迷惑も省みず，私の身勝手な決断だった．早速取り寄せた WHO 関係の資料によれば，WHO への就職には高度の専門性が必要とのことだったので，母校，自治医科大学の真弓忠教授のご厚意で，B 型肝炎の分子生物学の研究に取り組むことになった．試験管を振る日々が続いたが，不得手の分野だったので，この時期，不整脈が頻発した．真弓先生，岡本宏明先生（現自治医科大学教授）のご指導のお陰で，博士号を取得した．その後真弓先生のアドバイスで厚生省（当時）へ就職した．ここで役立ったのは，医学部学生時代に入れ込んだマージャンである．人数合わせに駆り出されることがしばしばあった．「リーチ」をかける度に，幹部に「WHO へ派遣してください」と訴えた．

これが実ったのか，ほどなく WHO の選抜試験を受ける機会を得，合格した．こうして WHO 西太平洋地域事務局（以下 WPRO）での仕事が始まり，それからはや 15 年，今日に至る（注：2004 年 4 月執筆時）.

振り返ってみれば，高校を 1 年留年しての留学，法学から医学への転向，都立病院での診療，離島での僻地医療，基礎医学研究，厚生省での行政と，随分回り道をしてきたようだ．当初志した外交官や商社マンにはならなかったが，結局は巡りめぐって同じような仕事をしていると言えるかもしれない．WHO の仕事は，後述する SARS など感染対策における各国政府との交渉など，外交の要素を持っている．また，人と人，情報と情報，モノとモノの橋渡しをするという意味では，商社マンの仕事と異なるところはない.

最近は若い人たちから，「WHO で働きたいのですが」と相談を受けることもよくある．例えば，笹川記念保健協力財団は毎年 10 人あまりの学生を WHO に研修に送って来るが，WHO に関心を持つ若者が必ず何人かいる．そうした際に自らを振り返って説くのは，“自分の本当に好きなことを見出す大切さ”である．人道や博愛に対する熱い想いのみでは，数日・数か月は頑張れても，数十年のキャリアを勤め上げることはとてもおぼつかない．自分の能力は何処に向いているのか，自分は何が得意なのか，何が好きなのかを突き詰めて考える“自分探し”の過程が必要である.

私が若かった頃には，好むと好まざるとにかかわらず，そうせざるを得ない時代の雰囲気があった．「人生をまじめに語る」ことに気恥ずかしさを感じる時代風潮の中で，若者が自分の人生を突き詰めて考えることは容易ではないが，自分探しの旅は，今の時代でも大切ではないかと思う.

2

ポリオ根絶：第2の青春物語

ポリオとの格闘の日々のはじまり

私の WHO 西太平洋地域事務局（Western Pacific Regional Office：WPRO）でのポリオ根絶担当が決まった経緯について述べよう．厚生省（当時）でのある日の夕方，医系人事を担当していた課長から突然呼ばれた．「WPRO で2つのポストが空席になった．1つは課長級で WHO 西太平洋地域事務局長（Regional Director：RD）の秘書的役割をする．もう1つは課長補佐級で，ポリオ根絶を担当するポスト．どちらに応募するか」と「下問」があった．その場の咄嗟の判断は難しいので，「少し考えさせて下さい」と言うと，「今すぐに」との指示．課長級のほうは確かに偉そうであったが，ポリオ根絶のほうがやり甲斐があると勝手に思い込み，「ポリオでお願いします」と答えた．まもなく WHO から，面接試験をマニラで受けるよう連絡が入った．数か月後，正式な採用通知が届き，私の WHO でのポリオ根絶担当が決まった．

1990年9月，フィリピン・マニラにある WPRO に着任後まもなく，同僚2人（イタリア人，韓国人）とともに，当時の RD, Dr. S. T. Han の執務室に呼ばれた．雲の上の人に初めて呼ばれたことで，緊張して執務室に向かうと，Dr. Han から「西太平洋地域におけるポリオ根絶を2000年までに達成するため，すべてに優先して取り組みなさい．尾身は1991年4月までに専門家会議を東京で開催しなさい」との厳命を受けた．後から判明したのだが，当時 Dr. Han は RD に就任後，１期目（１期は５年）の途中であり，ポリオ根絶における進捗が２期目の再選に向け，最も重要な条件の１つだったのである．

RD の指示の内容も，事の重要性も理解できたが，突然「専門家会議を開催せよ」と言われても，そもそも国際会議の開き方はもとより，誰を呼び，何を議論するのか，また，会議のための資金の手当てをどうするかなど，皆目見当がつかなかった．また，これまで地域医療や肝炎ウイルスの研究に取り組んではきたものの，ポリオの専門家でもないし，そもそもマニラの WPRO オフィスには地域内のポリオに関する詳細なデータもなく，着任早々の私に，具体的戦略を描けるはずもなかった．しかし不思議なことに，その時の私は，「ポリオ根絶」という壮大な事業を目の前に，「やり甲斐」こそ感じたものの，根絶失敗の可能性，不安などは考えない能天気であった．

RD からの厳命の直後，私は助言を得るため，WHO の天然痘根絶事業に指導的役割を果たした蟻田功先生を，熊本の自宅まで訪ねた．また，当時 WHO の６地域事務局の中で，ポリオ根絶計画の戦略がきわめて順調に進行していた汎アメリカ地域事務局（Pan American Health Organization：PAHO）のポリオ担当者をマニラに招き，１週間ぶっ通しで，何をすべきかを徹底的に議論した．

専門家会議の開催に向けて最初に取り組んだのは，当時オフィスにあった，なけなしの資料を基にしたポリオ報告患者のマッピング作業だった．当時は今のようにコンピュータも発達していないので，西太平洋地域の地図に，各国の感染者数を県別に手書きで加えていった．当時，中国，フィリピン，パプアニューギニア，ラオス，カンボジア，ベトナムなど，地域内全般から，多くの患者が報告されていた（図１）．

公式の報告例は 5,991 例だったのだが，当時，今のようなサーベイランス体制は整備されておらず，この数字は，当時のポリオ患者数の大幅な過小評価，つまり，氷山の一角を示していたに過ぎなかった．今から考えると，報告された数の 100 倍以上のポリオ患者が存在したと思われ

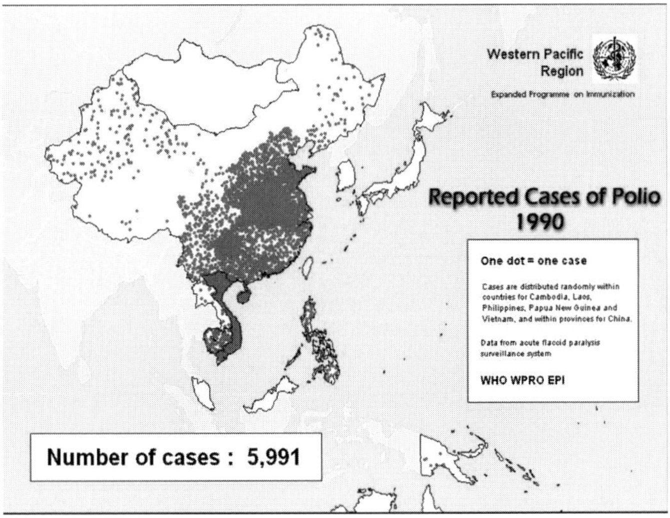

図1　西太平洋地域の公式ポリオ感染者マップ（1990 年当時）
（後に電子ファイルで作成されたもの）(source : WHO)

る．さらに，ポリオは 100～200 人が感染して，1 人だけ発症する，つまり不顕性感染が多いので，当時の西太平洋地域は，至る所ポリオウイルスだらけと言えた．ポリオの「根絶」とは，単に患者の発症数をゼロにするだけでなく，その病原体（ウイルス）が，この地域から完全に消滅することを意味している．つまり，2000 年までの 10 年間に，真っ黒に塗られた西太平洋地域の地図を，真っ白に塗り変えるだけでなく，ウイルス自体もゼロにするというのが，私たちに与えられた仕事だったわけである．

こうして私のポリオとの格闘が始まった．専門家会議までに，ポリオ根絶のための具体的戦略を立てる必要があり，その準備のために，深夜まで働く日々が続いた．当初，私はマニラでは単身赴任の予定だったのだが，家族の応援がどうしても必要になり，妻に頼み込んで家族にもマニラに来てもらうことになった．妻にはその後，頭が上がらなくなった．

専門家会議にて

4月の専門家会議の開催直前には，自分が依頼した専門家たちが，本当に会議場に来てくれるのかさえ半信半疑であったが，会議当日朝，招待した専門家たちの顔を会場で確認することができ，会議が無事始まった．作り上げた戦略がこの会議で承認されさえすれば，ポリオ根絶の道筋はつくものと思った．

しかし，この私の思いが，とんでもない勘違いで楽観的過ぎたことが，会議途中から徐々に判明することになる．

1991年4月3日，世界各国からポリオの専門家，援助機関の代表者，西太平洋地域のポリオ発生国の担当官などの参加者が，会議場である東京・市ヶ谷のJICA研修センターに姿を現し，予定通り開会式が始まった．祝辞，記念撮影などが無事進行し，まずは一息ついた．昼食をはさんでの午後，私が発表した40分程度の「ポリオ根絶に向けた戦略」に対する参加者の反応も良好で，会議初日の手応えは上々，RDのDr. Hanも満足した様子だった．

ところが，2日目以降，戦略をどう具体的に実行するかの議題になると，会議の様相は一変した．その理由を述べる前に，「ポリオ根絶に向けた戦略」について，少し説明しよう．

ポリオ根絶に向けた戦略は主に3つだった．

1番目の戦略は，急性弛緩性麻痺（Acute Flaccid Paralysis：AFP）のサーベイランスシステムの確立である．発展途上国，特に，保健医療従事者などの医療資源の乏しい遠隔地域では，ポリオを，麻痺をきたす他の疾患から鑑別して正確に診断するのは困難である．事実，ポリオに類似した急性弛緩性麻痺症状を示す疾患は，ギラン・バレー症候群をはじめ20以上ある．そうした中でわれわれが打ち出した戦略は，真のポリオ症例の見落としを防ぐため，ポリオであろうがなかろうが，ともかく急性に発症した弛緩性の麻痺の患者をすべて報告してもらうことであった．同時に，その患者から便検体を採取し，信頼できるウイルス研究所に送り，ウイルス学的な確定診断を行うという戦略だった．つまりこの方法により，最初のスクリーニング段階で，サーベイランスの感度（Sensitivity）を上げ，さらに，便検体を用いた正確な診断により，特異度（Specificity）も併せて向上させることができる．

実は，このサーベイランスにはもう1つの利点がある．ある程度サーベイランスが機能している国や大きな地域では，ポリオがあろうがなかろうが，15歳以下の人口10万人に対し，年間最低1例のAFP症例が報告されていることが研究調査の結果でわかっていた．このことは，この頻度で急性弛緩性麻痺症例数が報告されない場合には，その国や地域のサーベイランスシステムそのものに何か欠陥があることを示している．つまり，システムそのものの中に，システムの機能を評価する仕組みが内在していた．

2番目の戦略は，定期の予防接種率を80%まで引き上げることだった．定期の予防接種とは，1970年代からWHOやUNICEFが全世界で推進してきた戦略で，1歳以下の小児に対し，麻疹，結核，破傷風，百日咳，ジフテリアにポリオを含めた6種類のワクチンを定期的に接種するものである．1990年代になると，どんなに接種率の低い国でも，50%近くにはなっていたが，その接種率を何とか80%まで上げようというものだった．

第3の戦略は，「特別予防接種デー（またはウィーク）」を設け，追加ワクチンの接種を行うことだった．上述の定期予防接種だけでは，患者数をある程度抑えることは可能でも，根絶（患者数をゼロにするだけでなく，病原体まで完全に消滅させること）は不可能だということが，以下の4つの理由からわかっていた．

①仮に，100%の小児が定期予防接種を受けたとしても，100%の確率で免疫を獲得するわけではなく，せいぜい獲得率は80%であること．

②ポリオワクチンは熱に弱いため，特に発展途上国では，定期予防接種のワクチン輸送中にワクチンの効力が失活しているケースが稀でなかったこと．

③中国のような人口の多い国では，仮に 90% の小児が免疫を獲得し，免疫を持たない小児が 10% と減少しても，その絶対数としては圧倒的に多く，大流行の引き金になる可能性があったこと．

④例えば免疫を有する 100 人がいたとして，その 100 人がポリオウイルスに曝露した状況を考えると，免疫があるので発症する人は皆無だが，100 人中 20 人程度は腸内でウイルスが増殖し，糞便中に排泄されることがいろいろな研究結果からわかった．つまり，自分は病気にならなくても，感染の伝播には参加してしまう人がいることがわかっていた．

こうした限界を乗り越えるため，これまでの定期接種に加え，「特別予防接種デー（またはウィーク）」を設けて，その期間には，以前にワクチンを受けたかどうかに関係なく，5 歳以下のすべての子どもに（定期予防接種は 1 歳以下だったが），ポリオの経口ワクチンを接種するという大胆な戦略をとった．例えて言えば，国あるいは地域全体を「ワクチン漬け」にし，ウイルスの生存の場を奪うという，いささか激しい戦略だった．

さて，会議 2 日目以降にその様相が一変した理由である．

戦略の具体的実行の議論になると，初日とは打って変わって，参加者からの厳しい質問攻めが始まった．「本当に発展途上国で戦略の実施が可能と思っているのか」，「発展途上国の遠隔地の小児に，どうやってワクチンを運搬するのか」，「そもそも政情不安の地域もあるが，どういう戦略があるのか」．われわれは，1990 年当時の日本円で，ワクチン購入の費用として約 30 億円が必要と試算していたが，「30 億円の根拠は」，「小児人口の推計は正しいのか」，「その供給はいったい誰が責任を持つのか」と厳しい反応が返ってくる．

われわれは防戦一方だった．今振り返ると，こうした参加者の厳しい質問の裏には，保健医療の下部構造が脆弱で，人的および財政資金も少なく，また地勢上も厳しい地域の多いアジアの国々で，そもそも病気の根絶など不可能だという思いがあったのだと思う．われわれは会議最終日に，30 億円のワクチン購入費用について資金提供の要請をしたが，1 円たりとも約束が得られないまま閉会となった．

何ら成果を得られず，私の WHO での初仕事，専門家会議は終了した．

試練克服への道

専門家会議の直後から，私は，ワクチン購入の金策のため，開発援助機関（世界銀行，アジア開発銀行など），援助国，UNICEF などの公的機関を巡り歩いた．いわば“営業マン”としての生活が始まった．しかしおそらく，30 億円という「金額」と，アジアでのポリオ「根絶」が，相手には荒唐無稽に映ったようで，私がポリオ根絶の可能性をいかに力説してみても，「大変よい話ですが，いずれまたお話をしましょう」と門前払いも同然だった．

公的機関が駄目であれば民間企業ということで，企業などを個別に歩き，また，一般の人からの寄付という方法まで模索したが，「営業成績」はゼロのままだった．当時の RD から進捗状況を聞かれるが，「大丈夫です．ご安心を」と見栄を切らざるを得ない状況がずっと続いた．

そうした中，突然，一条の光が差し込んだ．最初の専門家会議から約 1 年半を経た 1992 年 10 月，北京での第 3 回専門家会議の前日の日曜日，国際ロータリークラブの友人から「個人的に話したいことがある」と言われ，レストランに行ってみると，「尾身さん，中国のワクチン対象人口を，5 歳以下から 4 歳以下に，WHO として正式に変更してくれれば，ロータリークラブが 1 億円の資金提供を今回の会議で約束しよう」と，願ってもない申し出があった．友人は過去の専門家会議に参加しており，中国での患者の大多数が 4 歳以下であることを知っていたので，年齢の引き下げを条件としたのである．

しかし問題があった．前述のように，特別予防接種デー（またはウィーク）の対象は 5 歳以下というのが WHO の立場だった．選択肢

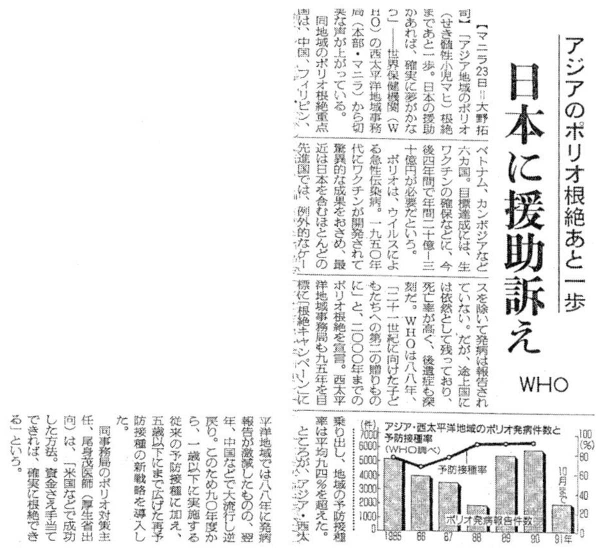

アジアのポリオ根絶あと一歩
日本に援助訴え
WHO

【マニラ23日＝大野拓司】「アジア地域のポリオ（せき髄性小児マヒ）根絶まであと一歩。日本の援助があれば、確実に夢がかなう」――世界保健機関（WHO）の西太平洋地域事務局（本部・マニラ）から切実な声が上がっている。

同地域のポリオ根絶重点国は、中国、フィリピン、ベトナム、カンボジアなど六カ国。目標達成には、生ワクチンの確保などに、今後四年間で年間二十億―三十億円が必要だという。

ポリオは、ウイルスによる急性伝染病。一九五〇年代にワクチンが開発されて驚異的な成果をおさめ、最近は日本を含むほとんどの先進国では、例外的なケースを除いて発病は報告されていない。だが、途上国には依然として残っており、死亡率が高く、後遺症も深刻だ。WHOは八八年、「二十一世紀に向けた子どもたちへの第二の贈りものに」と、二〇〇〇年までのポリオ根絶を宣言。西太平洋地域事務局も九五年を目標に「根絶キャンペーン」に乗り出し、地域の予防接種率は平均九四%を超えた。

ところが、アジア・西太平洋地域では八八年に発病報告が激減したものの、翌年、中国などで大流行し逆戻り。このため九〇年度から、一歳以下に実施する従来の予防接種に加え、五歳以下にまで広げた再予防接種の新戦略を導入した。

同事務局のポリオ対策主任、尾身茂医師（厚生省出向）は、「米国などで成功した方法。資金さえ手当てできれば、確実に根絶できる」という。

1991年12月24日朝日新聞

は，WHOの方針を文字通り遵守して，この資金獲得のチャンスを失うか，あるいは多少リスクを負っても，ワクチン費用を確保するかのいずれかだった．私にとって答えは明白だった．ところが，WHO本部の拡大予防接種の部長は，実際には私の考えを理解していたが，立場上，「ダブルスタンダードを認めるわけにはいかない」と公式見解を繰り返す．このため，翌日の会議も，暗礁に乗り上げた．コーヒーブレイクになり，私は彼に囁いた．「会議の途中，適宜トイレに立つふりをして，座を外してくれないか．その間に“4歳”で決めたい．そうすれば貴方に責任はかからないから」．彼はニッコリ頷いた．会議の途中，予定通り彼が席を外した．そして“4歳”が決定された．長いトイレであったが，こうして最初の資金提供が決まった．

この国際ロータリークラブからの1億円の資金提供は，私にとってWHO西太平洋地域事務局赴任後2年目で初めて感じた手応えだった．しかし，目標の30億円にはまだ29億円足りず，われわれは更なる資金提供先を模索した．当時，西太平洋地域のポリオ根絶の最重要国は，患者数からしても当然中国だった．中国の成功なしに地域全体の成功はあり得ない．当時，中国国内で生産されていたワクチンでは量的に不十分だった．結局，日本の政府開発援助（ODA）の無償資金協力に頼るしかないと判断し，国内のしかるべき支持者と相談しつつ，外務省，JICA との交渉を始めた．しかしここでも難題に直面した．

1つ目は“日本の ODA は消耗品には支出しない”という原則だった．当時は ODA の対象として，道路，建物，車両などが供与の対象とされており，交渉相手の担当官からは，「尾身さん，ワクチンは消耗品ですから，残念ながら ODA の対象にはなりません」と指摘された．この原則を変えるのは難しいようだった．そこでわれわれは，「確かにワクチンは消耗品の分類に入るかもしれません．しかし，子どもに免疫ができることによって，その効果はその人にとって一生続く“固定資産”になります．さらにこの戦略が成功すれば，ポリオワクチンそのものが不必要になります．橋や建物はいつかは滅びますが，この財産は永遠に続きます」と言った．私も懸命だった．こうした議論を何回か繰り返すうちに，幸いにも，ワクチンを ODA の対象とすることに理解が得られるようになった．

しかし，もう1つ問題があった．日本の ODA は基本的に「要請主義」の立場を取っており，ポリオワクチンを日本が供与するためには，相手国からの要請が必要ということだった．すぐに私は，中国の保健省（日本の厚生省にあたる）の友人にこの話をしたところ，彼らは理解を示してくれた．しかし中国の保健省は，日本からの援助に関して直接交渉する立場にはなく，中国の「対外交渉省」が担当していることがわかった．このため私は，すぐに「対外交渉省」に足を運び，ポリオワクチンの要請を日本に提出してもらうよう依頼した．しかし「対外交渉省」の局長は，「日本へは他の案件の要請がすでに出ている．ポリオワクチンはこれとは“別枠”という保証があるなら要請を出しましょう」と言った．踵を返し日本に戻り，「ポリオは別枠になりませんか」と聞くと，「いや，中国へのODAの総額は決まっているので，ポリオワクチンが必要なら中国として優先順位を上げる以外にない」との返事．またここでも暗礁に乗り上げた．お互いの原則は相容れない．このため，私は日本と中国の間を月に何度も往復することになった．

しかし，そうこうしているうちに，交渉相手との信頼関係が徐々に構築され，少しずつ，いわば“本音”の部分が聞けるようになってきた．ある日，日本の外務省関係者から，「ポリオの優先順位を上げることが難しいのなら，少なくとも『ポリオワクチンが欲しい』との一言が中国側から必要だ．それがないと何も始まらない」という意味のヒントを“あうんの呼吸”でもらった．また，日本と中国の無償資金提供に関する定期会議が近々東京で開催されることも教えてくれた．私はすぐに北京に飛び，「対外交渉省」の高官に会い，「今回の定期会議で，最低『ポリオワクチンが欲しい』と一言でいいから発言してくれ」と強く進言した．しかし間もなく，中国側からのポリオワクチンに関する発言は皆無だったとの情報が入った．私は，暗澹たる気持ちになり，ポリオ根絶を断念せざるを得ないと思った．

ところが数日後，日本から「この話，うまくいくかもしれない」という知らせが私の耳に入った．もちろん私は，この予想外のニュースに歓喜したが，実際，この間何が起きたのか皆目見当がつかなかった．また，いまだに謎である．しかし，はっきりしていることは，交渉相手だった外務省やJICAが，困難な制約の中で理解を示してくれたこと，また，前述したように私は様々な方に相談していたが，そうした支持者（当時の細川総理大臣夫人，厚生省の先輩や同僚，熊本の蟻田功先生，日本の国際ロータリークラブの方々）などの支援がなければ，この不思議な展開はあり得なかったことである．

1993年5月，当時の細川内閣の閣議で，正式に中国に対する総額7億円の無償資金協力が決定された．

後日振り返ると，この2つの資金援助なしには，その後の西太平洋地域のポリオ根絶はあり得なかった．国際ロータリークラブが先鞭をつけ，さらに当地域のリーダー格の日本がその決意を示したことで，他の援助機関もポリオ根絶計画への拠出に対し積極的になり，ポリオ根絶に向けた大きな歯車が回転し始めたのである．

さらに乗り越えなければならない課題

しかし，ポリオ根絶に向けた戦略の実施にあたっては，他にもサーベイランス体制の問題，その他政治的・社会的問題が立ちはだかっていた．

中国のポリオ感染の疫学情報としては，山東省に派遣されていたJICAの専門家の方々の活動により，同省においてはポリオ患者の8〜9割が第2子以降の小児であることがわかっていた．さらに，その後のWHOの調査でも，この特徴が山東省に限らず，中国全体に見られることがわかった．理由は明瞭で，中国の「一人っ子政策」が原因だった．この政策のため，中国では，第2子以降の子どもは予防接種台帳に登録されていなかった．したがって，予防接種は第1子のみで，第2子以降は受けないことになる．

つまり，中国の一人っ子政策が問題の核心だったが，その一人っ子政策は中国の国策であり，WHOはもちろん，この国策に関して内政干渉する立場にない．だが，第2子以降の子どもが予防接種の対象から外れれば，アジアにおけるポリオ根絶はあり得ない．問題解決の方法を間違えればWHOの中国への内政干渉になりかねないという，政治的にも微妙な問題だった．

さて，どうするか．考えた挙句，当時のRD, Dr. Hanと私が直接，中国の保健大臣（日本の厚生大臣にあたる．その保健大臣は大変温厚な人柄で，医師としても人間としても皆に尊敬されていた）にお会いし，率直にこの問題を話すことにした．

1993年秋にその機会を得た．「大臣，第2子以降からのポリオ患者が多く発生していますが，この問題を解決しない限り，中国におけるポリオ根絶は不可能です．何とかこの問題に対処していただきたい」．大臣は私たちの話を静かに聞いていた．しかし，どうするかという明確な方法についての言及はなかった．保健大臣としても微妙な問題なだけに，慎重にならざるを得なかったのだと思う．問題の解決はそう簡単ではないと思った．

しかし，大臣との会見後，2週間経ったある日，中国保健省からマニラのオフィスに「1993年9月25～26日に，中国のすべての省（30省）の保健担当の副知事が参加する会議を主催するので，貴方にも参加して欲しい」との連絡があった．

会議場には，30省の副知事をはじめ，保健大臣を含む保健省幹部，さらに国務委員（中国で5人しか任命されず，保健大臣より位は上）の方々など，中国全土の保健関係者が一堂に会し，会場は熱気に溢れていた．

会議が始まる．私は，アジア地域全体のポリオ感染の状況を説明した．しかし，これはセレモニーの一環に過ぎなかった．ついに，前述の保健大臣が登場した．私はイヤホンを通じ，大臣の発言の英語訳に聞き入った．型の如くの挨拶が終了した後の大臣の発言に，私は自分の耳を疑った．「来るべき〈特別予防接種期間〉では，第何子であろうが，登録居住地が中国のどこであろうが，すべての子どもにポリオワクチンを接種してください．これが中国におけるポリオ根絶の必要条件です」．

大臣の発言は，会場のすべての人々に響き渡った．私は感激した．中国でのポリオ根絶は成功すると，この時初めて確信した．

同年冬，上述の保健大臣の発言にあった「来るべき〈特別予防接種期間〉」がついにやってきた．私も中国に赴き，その予防接種に参加した．公式に定められた会場での予防接種を終えた後，私は関係者には黙って，見学の予定外の接種現場に直接赴き，当の子どもやその親に第何子か質問した．間違いなく第2子以降の子どもが含まれていた．結局この予防接種期間中，中国全土で約8000万人（第2子以降を含めた対象人口の約9割）の子どもがポリオワクチン投与を受けた．これは，当時の

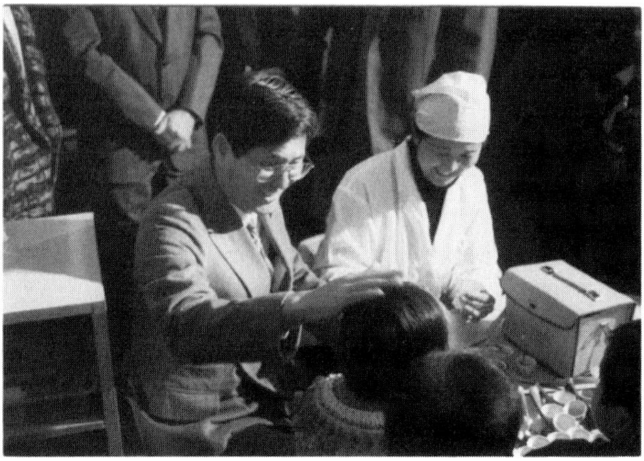

中国，特別予防接種期間の，子どもへのポリオワクチン接種の様子

公衆衛生史上，空前絶後の出来事だった．

政治的問題は，中国以外にもあった．カンボジアやフィリピンにおける内戦や政情不安の問題である．例えばフィリピンでは，当時ミンダナオ島で内戦が勃発しており，ワクチン接種どころではなかった．こうした状況の中，当時のラモス大統領に依頼したところ，予防接種のための「停戦協定」が結ばれ，期間中は武器を置いて，子どもたちにワクチン接種を行うことが可能となった．同様のことが，クメール・ルージュとの紛争中のカンボジアでも実施された．

ポリオの根絶―“ゼロ”の証明

さて，こうした問題を何とか克服し，1996 年頃になると，ポリオ患者の報告は，ベトナム，カンボジア南部のメコンデルタ流域に限局されてきた（図 2）．この地域には，亜熱帯の気候条件や脆弱な公衆衛生基盤に加え，川を移動しながら生活を行う「浮遊集落」が存在するなど，ウイルスを根絶するには難しい条件が揃っていた．

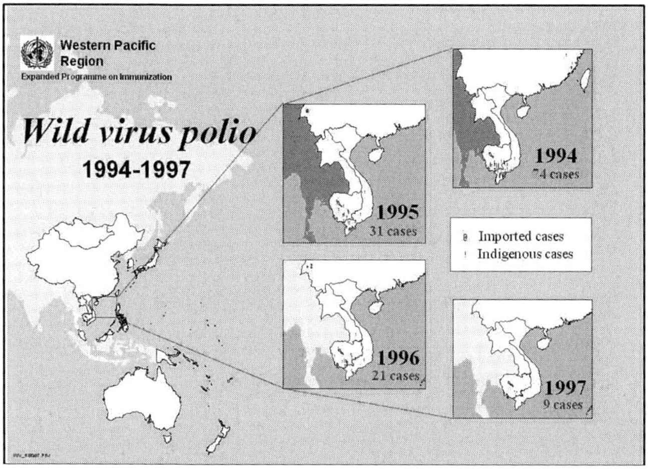

図２　西太平洋地域の公式ポリオ感染者マップ（1994〜1997年当時）（source : WHO）

われわれは，この地域を制圧しなければ，西太平洋地域のポリオ根絶はあり得ないと判断し，この地域に集中的に追加予防接種を行う大胆な戦略を取った．それは，「浮遊集落」に住む子どもを逃がさぬよう，川の上流と下流の両方からサンドイッチにし，更に両岸からも挟み撃ちするという，過激な戦略だった．

その他にもポリオ患者発見のためのサーベイランスの質などの問題もあったが，ポリオ根絶に携わる関係各位の努力の結果，1997 年 3 月 19 日にカンボジアから報告された 15 か月の女児を最後に，西太平洋地域からのポリオ患者の発生報告はなくなった．3 年後の 2000 年 10 月，京都でポリオ根絶の証明がなされ，西太平洋地域におけるポリオ根絶の達成が正式に宣言された．

“ゼロ”を証明するためには，まず，サーベイランスの質の確保が大前提である．サーベイランスが信頼できなければ，いかに「“ゼロ”になりました」と主張しても始まらない．前述のように，急性弛緩性麻痺（Acute Flaccid Paralysis : AFP）のサーベイランスシステムは「システ

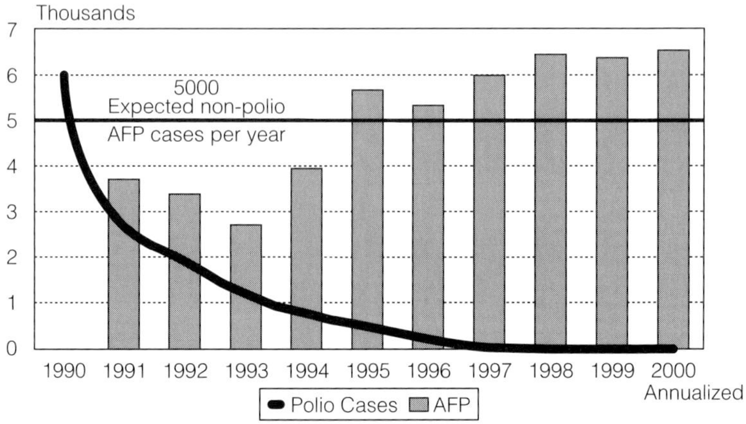

図3　急性弛緩性麻痺（AFP）の報告件数とポリオ患者発生件数
（野生株由来を含む）（source : WHO）

ムそのものの中にシステムの機能を評価する仕組み」があり，どんな地域や国であっても，15歳以下の10万人に対し，毎年最低1人の割合でAFPが（ポリオであろうがなかろうが）発生することがわかっていた．つまり，報告されたAFPがその基準より少ない場合は，サーベイランス自体が機能していないことを意味した．われわれがポリオ根絶事業を開始した1990年頃は，サーベイランスの質がきわめて不十分であったため，ポリオの日常的な流行にもかかわらず，この10万人に1人という基準を満たしていなかった．当時は，ごく一部の症例しか報告されなかったし，仮に報告されたとしても，発症から報告まで1年以上かかることも稀ではなかった．しかし，ただ単に医療機関従事者からの報告を待つだけではなく，ポリオ根絶の担当官が医療機関に赴いて，カルテをチェックするいわゆるアクティブサーベイランスを行うなど，関係者の長く懸命な努力の結果，次第にサーベイランスの質が向上し，1995年頃になると，ポリオ患者が減少しているにもかかわらず，AFP報告は上述の基準を満たし（図3），まずは，前提条件が確保されるようになった．

しかし,「“ゼロ”の証明」のためには,この前提条件以外にも,さらに２つの重要な点があった.まず,ポリオが“ゼロ”であると宣言するためには,最終報告例からどれだけの期間待つ必要があるかということ.もう一点は,西太平洋地域からはポリオウイルスが根絶されたとしても,ウイルスが伝播している他の地域（アフリカやインドなど）からの“輸入”があった場合,ポリオ根絶宣言地域としての資格にどう影響を与えるか,ということだった.

さて,いったいどれだけの期間ポリオ患者が発生しなければ,ポリオは“根絶”されたと言えるか.

ポリオウイルスは,感染者の便から環境中に排出され,そこから次の人に感染する.感染した人の腸内で増殖し,次の感染者を見つけることでウイルスとしての生命を維持している.しかし,増殖の場としての次の感染者を見つけられない場合には,環境中に放置されたまま,約２週間で死んでしまう.つまり,ウイルス自身が生存し続けるためには,人から人へ感染を続けなければならない宿命にある.逆にこのことは,ポリオウイルスが生存し続けていれば,遅かれ早かれ,１人の感染者を介して次の感染者が発生することを意味している.

さて,１人の感染者から次の感染者の発生までの間隔について言えば,ポリオが大規模に流行している地域であれば,毎日のようにポリオ患者が発症する.一方,ポリオ発症患者数が圧倒的に減少し,年間ほんの数十例という状態になった地域では,潜伏期間やポリオの診断に必要な時間を考慮しても,その間隔は長くとも２か月と推定されていた.事実,患者発症数が圧倒的に減ってきた1996年頃になると,患者の発生の間隔は,長くとも２か月以内になっていた.つまり,良質なサーベイランスの下では,２か月間ポリオ患者の報告がなければ,ポリオウイルスは環境中には存在しないと言える.したがって,ポリオ“根絶”の証明のためには,２か月以上ポリオ患者の報告がないことが必要条件だった.しかし,ポリオ“根絶”の証明を確実にするため,われわれは,２か月ではなく,３年という十分長い期間を設定した.

14版 総合 2
朝日新聞
2000年(平成12年)10月29日 日曜日

西太平洋、ポリオ根絶

京都会議で認定委決定 WHOきょう宣言

世界保健機関（WHO）の委託を受けたポリオ（小児まひ）根絶認定委員会は二十八日、京都市で開催中の会議で、日本を含む西太平洋地域（加盟三十六カ国・地域、準加盟一地域）でポリオが根絶された、と認定した。WHOが二十九日、委員会から根絶認定書を受け取り、宣言する。この地域での自然感染による患者は、一九九七年にカンボジアで八人、ベトナムで一人を最後に見つかっていない。ポリオ根絶は、世界六地域のうち、九四年のアメリカ地域に次ぐ。日本は根絶作戦にかかった経費計七十三億六千万円の約三分の一を負担するなど大きな貢献をした。

（オピニオン面に関係記事）

根絶認定委員会は、二十七、二十八日の二日間、加盟国の担当者による各国の実態報告を受け、審査した。

その結果、野生のポリオウイルスによる患者が三年以上でていない▽サーベイランス（調査・監視）システムが機能▽ワクチン接種率が八割以上、の三条件を十分満たしたとして、地域根絶を認めた。

日本は実態報告として、今年五月に宮崎県でワクチンを飲んだ子どもの父親が感染・発病した事例を挙げ、生ワクチンに使っている毒性を弱めたウイルスが突然変異して病原性を取り戻したことを遺伝子で確認したと発表した。

ポリオ　ウイルスは腸内にすみ、便経由でうつる。症状は脚のまひが多いが、呼吸筋が侵されると、息ができなくなって死ぬ。日本では一九六〇年代初めに、年間発病者五千人を超す流行を起こした。生ワクチンの定期接種を始めてから患者は激減した。

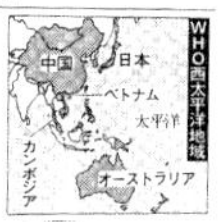

2000年10月29日朝日新聞

さて，西太平洋地域に他地域からのウイルスが“輸入”された場合についてだが，上述の如く1997年3月にカンボジアで発見されたポリオ患者を最後に，西太平洋地域由来のポリオウイルスによる患者発生報告はなかった．だが，上述の“3年間”の終了が間近に迫っていた1999年12月，中国のネパールと接する奥地の青海省で16か月の男児のポリオ患者が報告された．われわれも当事者である中国政府も驚愕と落胆を隠せなかった．しかし，発見後の迅速かつ徹底した疫学調査や遺伝子学的解析から，このポリオウイルスはインドからの輸入株であることが判明した．また，その後，発見地域から半径450 km地域の500万人の子どもに対し，迅速に追加ワクチン接種を実施するなど，ポリオ伝播を阻止するための素早い徹底した対応が取られた．

結局，この中国の一件では，①ウイルス自体が地域由来のものではな

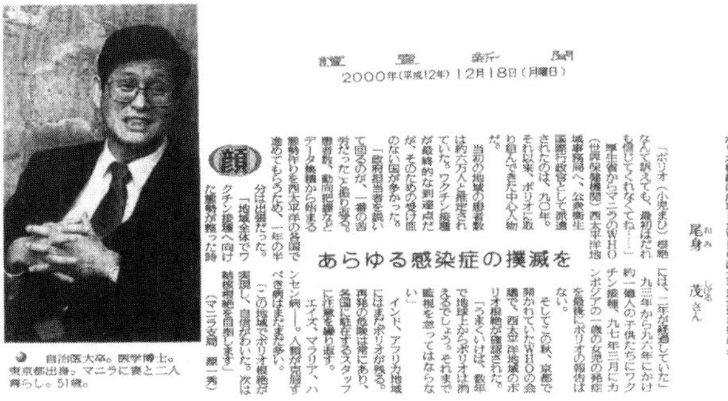

読売新聞
2000年(平成12年) 12月18日(月曜日)

ポリオ根絶に成功したWHO西太平洋地域事務局長
尾身(おみ) 茂(しげる)さん

顔

あらゆる感染症の撲滅を

(マニラ支局　源一秀)

自治医大卒。医学博士。東京都出身。マニラに妻と二人暮らし。51歳。

ポリオ根絶達成（2000 年 12 月 18 日読売新聞）

かったこと，②サーベイランスが十分に機能していることが再確認されたこと，③迅速かつ徹底的な対策が取られたため，当該症例から第 2 の感染が起きなかったこと，などから，“根絶”の認定期間を振り出しに戻す必要はないと判断された.

さて，「“ゼロ”の証明」の概念については上述した通りだが，実際には，この「“ゼロ”の証明」のためには，加盟国から提出された膨大な資料の審査という文字通り骨の折れる作業が必要だった．審査の客観性を保つため，地域のポリオ根絶にかかわったわれわれ当事者ではなく，独立した専門家がこの任に就いた．オーストラリアの疫学者で厚生省（当時）の医療局長を経験した Tony Adams 博士を委員長，当時の予防衛生研究所長だった山崎修道先生を副委員長として，その他，疫学，神経学，ウイルス学，公衆衛生分野における世界一流の専門家が“根絶”認定委員会のメンバーを引き受けてくれた．1996 年以来，公衆衛生上の歴史的な判断を下すため，彼らの見識と名誉をかけて，各国から提出される膨大な資料を詳細に吟味する努力が続いた.

そしてついに，2000 年 10 月 29 日，京都において西太平洋地域のポリオ根絶宣言がなされたのである．ポリオ根絶は，加盟国の政府関係者，各ドナー，国際機関などの協力・支援がなければ成し得ないことだった．しかし今回のポリオ根絶の主役は，現場の保健医療従事者，特に地理的にも厳しい現場で活動してくれた，保健師・看護師などの活躍であったと思う．フィリピンおよびベトナムでは，接種活動中のボートが転覆し，活動中のスタッフが命を落とすといった悲しい事故も起きた．ポリオ根絶はこうした尊い犠牲の上に成し得た事業であった．

ポリオ根絶は，皆が私心を離れ，共通の目標に向かって力を合わせれば，一見不可能に思える目標であっても，達成可能であることをわれわれに示してくれた．

この日，京都に集った関係者一同は，長かった西太平洋地域のポリオ“根絶”のための闘いを振り返りつつ，一時の美酒に酔いしれた．

3 WHO 西太平洋地域事務局長選挙：リーダー(RD)となる

それまでWHOの一スタッフとしてポリオ根絶に取り組んでいた私が，いったいどのようにして，WHO西太平洋地域のトップ，つまり西太平洋地域事務局長（Regional Director：RD）に選ばれたか？

WHOでは多くの国際会議が開かれる．毎年開催され，厚生大臣など各国の保健関係者が一堂に会するWHO地域委員会では，5年に一度地域事務局長（RD）選挙が行われる．私がWHOに勤務を始めて8年目の1998年9月には，各国代表による投票で新RDが選出され，翌年99年1月，WHO執行理事会の承認を得て，2月から新体制がスタートすることになっていた．

さて，西太平洋地域での最後のポリオ症例（カンボジアの15か月の女児）が1997年3月19日に報告され，その後3年経って，京都で祝杯を上げたことは前述のとおりである．97年当時，日本をはじめ，WHO加盟国は西太平洋地域のポリオ根絶事業が着実に前進しているという認識を持っていた．その根絶事業をたまたま私が担当していた．

97年9月にWHO地域委員会がオーストラリアのシドニーで開催された．この会議に出席した厚生省（当時）の幹部から私に「2人だけで話があるので部屋に来て下さい」と連絡があり，夕方，私は会議の合間を縫って，ホテル内の幹部の部屋を訪ねた．「尾身さんはこれからどうしたいのか？」と聞かれたので，私は，西太平洋地域でのポリオ根絶はうまくいっている感触を持っていたので，「アジアでポリオ根絶が成功

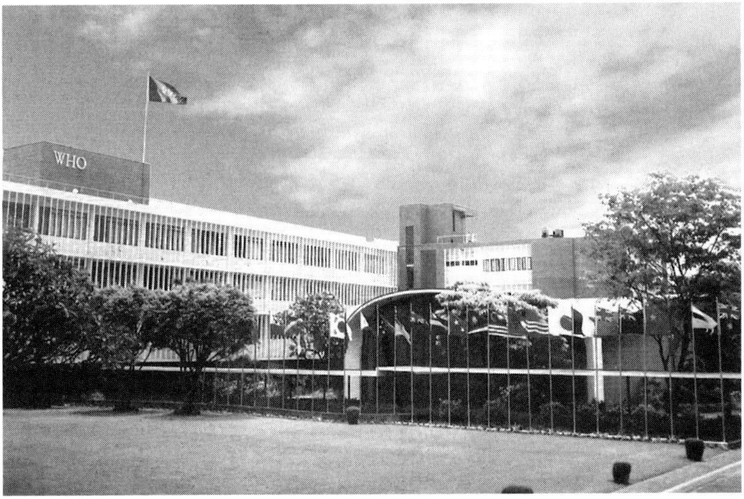

WHO 西太平洋地域事務局（WPRO）

しているので，私の夢は，可能であれば，ジュネーブに行って全世界のポリオ根絶にかかわりたい」と，思いのままを伝えた．その幹部は「そうですか」とだけ言った．シドニーでの地域委員会は何事もなく終わった．

一方，現職の WPRO 事務局長（RD）である Dr. S. T. Han は，翌年の選挙で 3 期目の当選を目指し，着々と準備を進めていた．シドニーの地域委員会は，Han 先生にとって票固めをする絶好の機会であった．

ところで，このシドニーの地域委員会の数年前に，WHO 執行理事会により「これから選出される地域事務局長と本部の事務局長は，2 選まで」という新たな規則が作られていた．しかし同時に，「すでに現職の立場にいる地域事務局長などは，その新しい規則に縛られない」という付帯条項がついていた．当時 WHO 本部事務局長であった日本人の中嶋宏先生は 3 期目に立つことができたが，新しい規則の“精神”を考え，辞退されたと聞いている．そういう流れの中で，日本を含む国際社会の中に，Dr. Han は素晴らしい功績があるけれども，WHO の活性の

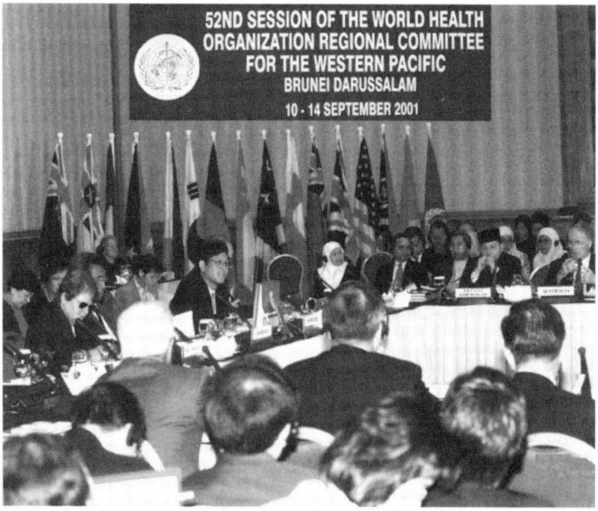

WPRO の会議にて．中央やや左が筆者

ために3期目は自粛したほうがいい，という考えがあったようだ．確かに Han 先生は，management のプロとして，WHO に多大な貢献をされた．人間としても誠実かつ率直な人で私自身尊敬もしていたし，Han 先生から多くを学ばせてもらった．

さて翌年，98 年の3月，厚生省から「明日，日本に来てくれないか」と，突然マニラの私の自宅に電話があった．電話の口調が深刻なトーンだったので，これはただ事ではないと感じた．しかも「誰にも言わないで来てくれ」と言う．ところが困ったことに，その1週間前にワクチンの会議で私は日本に行ったばかり．1週間も経たないうちに，なぜまた日本にと，オフィスの皆が不思議がることは容易に想像できた．苦肉の策で，高校時代からの親友に「悪いけど，ちょっと末期の癌になってくれ．そして“尾身に会いたい”と，東京にいる私の娘に伝えてくれ」と頼んだ．事情を知らぬ娘は驚いてマニラの私に電話してきた．その「勢い」を借りて，私はオフィスにてプライベート休暇の手続きを取った．1998 年3月 18 日のことである．

翌日，3月19日に東京・霞ヶ関にある厚生省に行った（既に述べた通り，西太平洋地域の最後のポリオ症例が報告されたのが，奇しくも前年の同じ3月19日であった）.

深刻な話だとは覚悟していた．緊張してシドニーで会った厚生省幹部の部屋に入った．その幹部から単刀直入に，「尾身さん，選挙に立たないか？」と聞かれた．相手は固唾を呑んで私の返答を待っている．その場で返事をせざるを得ない状況であった.

私は緊張して，以下のようなことを言ったと思う．「Han先生には，現職の強みと実績もあり，2度も選挙を闘っている．この先生に勝つのは簡単ではない．また，Han先生を私自身尊敬している．しかし客観的に見ると，WHO本部の事務局長も変わったことだし，そろそろ地域でも新しい体制が必要であることは時代の要請である．もし日本政府が“やれ”ということであれば，やります」と.

部屋を出て，日比谷公園を通って有楽町駅に着く頃には，「男なら結果はどうあれやるしかない」と，私は腹を括った.

実は後日わかったことだが，上述のシドニーでの地域委員会で，件の厚生省幹部が私に聞いた「尾身さんはこれからどうしたいのか？」という質問の意図は，「尾身さんはRDに立つ用意はあるのか？」ということだったそうだ．私は鈍感で，その意図が全くわからなかった.

その後，厚生省，外務省，日本政府全体（当時の小渕総理や小泉厚生大臣），さらに多くの団体，母校，友人など官民一体の多大なる支援を受け，サポーターの方と一緒に全WHO加盟国を訪問する選挙活動が始まった.

そして選挙戦最終日，日本の厚生省，外務省の人たちを中心に，最後の票読みを含めた作戦会議を深夜まで行った．勝つにしても1~2票の僅差，との見通しだった．こうして多くの人に支えられた，ほぼ半年にわたる選挙活動が終った.

翌日，マニラのWPROで投票・開票が行われた．1票差の辛勝であった．選挙期間中，多くの方々からいただいたサポートが生んだ結果であった．

選挙後すぐに Han 先生に会い，多くのことを学ばせていただいたこと，またこれまでのリーダーシップに対して御礼を申し上げた．選挙後の Han 先生の対応は実に見事であり，多くの人に感銘を与えた．

4 結核対策：RDとしての最優先課題

いよいよ，WHO地域事務局長（RD）としての仕事が始まった．まずは最優先課題を決めることからである．

1990年代，WHO西太平洋地域事務局（WPRO）にとっては，ポリオによる小児麻痺が最優先課題であった．しかし前述の通り，加盟国，関係機関，WHOが対策に取り組んだ結果，1997年3月19日のカンボジアからの報告以降，本地域では発生がない．したがって，私が1998年にRDに選出された際，どの課題について重点的に取り組むかについて，各国保健大臣との議論を行うことにした．

その結果，結核対策を最優先課題の1つとして取り組むこととなった．その理由は，まず問題の大きさである．1999年当時，結核の有病率は人口10万人あたり261人と高かった．死亡者数は推計で年間35万人であり，1日あたり約1,000人であった．ちなみに，AIDSでの1日あたりの死亡者が同164人（2003年），マラリアによる死亡者が同38人であった．一方で，対策の要となるDOTS（直接監視下短期化学療法）のカバー率は57%，患者発見率は44%と低く，早急な対策の強化が求められる状況であった．

結核対策は単に予防や早期発見・早期治療のみで解決できるものではなく，貧困問題への取り組み，保健医療システム改善など，広い視点からのアプローチが必要なため，結核対策を推進することは各国の保健水準全体の向上にも貢献すると考えられた．そこで，本地域においては

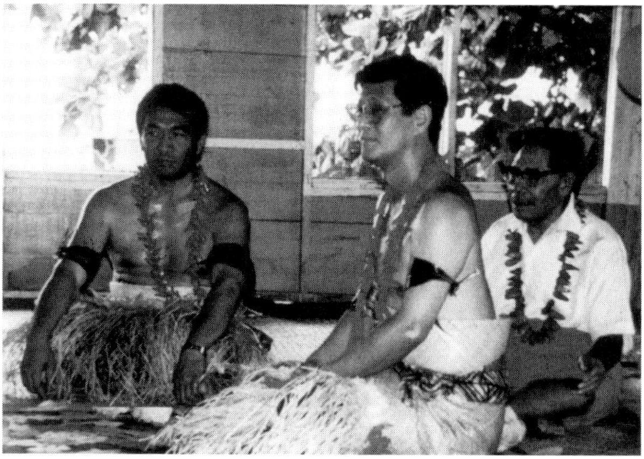

南太平洋のサモアにて，伝統的な儀式による歓迎を受ける.
中央が筆者

WHO の 6 つの地域の中では初めて，1999 年に「西太平洋地域結核非常事態宣言」を発表し，専門家からなる諮問委員会を設置した．また，「西太平洋地域ストップ結核戦略プラン」を策定し，1999 年には 57% の DOTS カバー率を 2005 年末までに 100% とし，患者発見率も 1999 年の 44% を 2005 年までに 70% に引き上げる目標を設定した．さらに，結核有病率と結核死亡率を 2010 年末までに半減させる目標も設定した．さらに，1999 年には地域内で 1 人しかいなかった結核担当官を大幅に増員し，精力的に対策に取り組んだ．この過程で，日本（外務省，厚生労働省，JICA，結核予防会など）から様々な支援をいただいた．

この結果，2005 年末には，他の地域に先駆けて患者発見率 70%，DOTS カバー率 100% をともに達成し，その後も維持されている．また，有病率，死亡率についても着実に低下しており，有病率については 2010 年までの目標値，人口 10 万人あたり 131 人に対して，2006 年時点で 199 人，死亡率については，人口 10 万人あたり 10 人の目標に対して 2006 年時点で 17 人に達している．

しかしながら，世界は近年，結核に関連した新たな課題に直面してきている．特にアフリカ地域においては，HIV との重複感染が急増し，結核の発生率が上昇し続けてきた．また，リファンピシン，イソニアジドの 2 剤に耐性である多剤耐性結核に加え，ニューキノロンおよび注射剤（アミカシン，カナマイシンなど）への耐性も有する超多剤耐性結核が出現し，ほぼ全世界から報告がなされている．

こうした難題に直面し，WHO は各国に対し，検査機関の機能強化や，医療機関における感染予防対策の強化などへのサポートを強めている．各国はさらにハイレベルでの対策強化が期待されている．

日本への期待

当然，日本への期待も大きい．日本は結核の対策と世界への貢献という意味で長い歴史と実績を有している．例えば財団法人結核予防会結核研究所が過去 45 年にわたって実施してきた国際研修の参加者は約 100 か国，2,000 人に及び，こうした研修参加者が現在各国の結核対策の中心的な役割を担っている．また JICA を通じた技術支援により，各国の結核対策の大きな進展が見られている．私は，ぜひ日本にはこれまでの世界の結核対策への貢献を今後も続けていただきたいと思っている．

それでは，世界は日本に対し，どのような分野での貢献を，期待しているのであろうか．大きく 4 つの分野がある．

第 1 は，途上国の専門家に対する研修の実施である．結核研究所がこれまで長期にわたり国際研修を実施してきていることはすでに述べた．こうした研修は WHO 内部のみならず，世界の結核対策従事者に知られており，研修を通じての人材育成はぜひこれからも続けていただきたい．

第 2 は，細菌検査技術の供与とこれに関する研修である．この分野は歴史的に日本の技術力が高い．ぜひ日本の活躍を期待したい．

第 3 は，新薬（抗結核薬）の開発である．結核との闘いの中で耐性菌との闘いは最も困難な課題の 1 つである．超多剤耐性結核菌の世界的ま

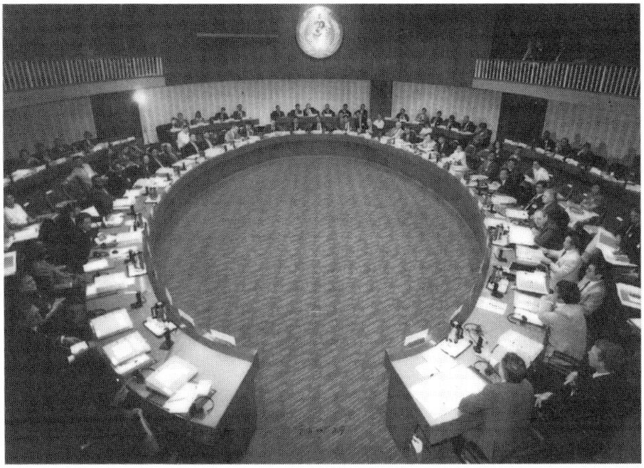

WHO 西太平洋地域事務局内の会議

ん延が恐れられる中，新薬の開発に対する世界的な期待は高い．

第 4 は，結核に限らない保健医療分野全体への期待である．国際社会から日本は多くの分野での貢献を期待されているが，存在感を発揮するという意味では，保健分野は日本が力を出しやすく，また国際社会からのニーズも高いと思われる．国際保健分野で実際に活躍する人材の育成にもぜひ取り組んでいただきたいと思っている．

結核対策は単に結核有病率や死亡率という結核関連指標の改善のみならず，貧困対策やヘルスシステム開発，さらにはミレニアム開発目標（MDG）達成への寄与など，保健水準自体の向上にもつながるものである．日本がこれまで国際的な結核分野で果たしてきた貢献が今後もさらに続き，日本が国際社会でリーダーシップを発揮するよう願っている．

5 SARS制圧：リーダーとしての仕事

歴史上，ペスト，コレラ，梅毒，麻疹といった感染症が，1つの国や地域の趨勢を左右し，また，文明の様相を一変させてきた例は枚挙に暇がない．“黒死病”として知られるペストは，ローマ帝国から，6〜7世紀頃のイスラム世界，果ては中国や日本にまで広がり，14世紀には最高潮に達し，一時期はヨーロッパでは人口の30〜40%，中国では人口の50%が死亡したとも言われている．

この“黒死病”は，病気に対して全く無力だったキリスト教会の権威と伝統を失墜させ，もっと自由で自衛的な「都市」を発展させ，その後のルネッサンスを生むきっかけになったと言われ，“感染症”が「文明」を大きく変えた例でもある．また，16〜18世紀頃の大航海時代には，天然痘，麻疹，インフルエンザ，発疹チフスなどの病気も，同時にヨーロッパからアメリカ大陸にもたらされ，先住民の90%が死亡したと言われている．

抗生物質の発見をはじめとする医学の進歩により，感染症は克服できると楽観視された時期もあったが，20世紀に入っても，人類は何回かのインフルエンザの世界的流行を経験し，そのたびに数十万〜数千万人単位の人命が失われている．鳥インフルエンザH5N1の人への大流行の可能性も否定できない．また1980年代に始まったHIV/AIDSの流行は，現在，サハラ以南のアフリカ諸国の国家存立基盤を揺るがす問題に至っている．

SARS（Severe Acute Respiratory Syndrome：重症呼吸器症候群）は21世紀に入って最初の，世界を揺るがした新興感染症であったが，感染症は単なる人類の健康上の問題にとどまらず，社会・経済，果ては文明そのものをも揺るがしかねない事柄であることは，歴史が雄弁に物語っている．

SARS発生

事の始まりは，2003年2月初旬に遡る．2月10日，中国広東省地域において，致死率の高い，かなり重症な呼吸器感染症が流行しており，すでに100人以上が死亡している可能性があるとの情報が，複数の非公式な経路でWHO西太平洋地域事務局（WPRO）にもたらされた．われわれは，即刻中国政府に照会をかけた．

翌11日，中国政府から次のような回答があった．「昨年11月以来，広東省で非定型的な肺炎が流行し，305名が発症し，うち5名が死亡した．感染者のうち，105名が医療従事者である．肺炎の流行は沈静化に向かっている」．中国からの回答は，死者数と状況認識の点で，非公式にわれわれが得た情報とは明らかに食い違っていた．われわれは，引き続きより詳細な情報の提供と現地へのWHO調査チームの受け入れを求めたが，受け入れられなかった．2月20日には，地域事務局長（RD）の私の名前で中国政府に正式な文書を送付したが，事態は変わらなかった．

2月23日にはWHOの担当官を北京へ派遣し，当局との情報交換を続けた．担当官は2週間以上にわたって中国政府と折衝するが，ついに有益な情報も広東省現地調査の許可も得ることができずに終わる．

後日振り返れば，広東省から香港へ感染が広がったのが2月21日で，その後ハノイ，シンガポール，トロントなど世界各地に感染が広がったことを考えれば，WHOが中国政府に照会した2月10日の段階で，中国政府から的確な情報を得ることができていれば，その後の展開は異

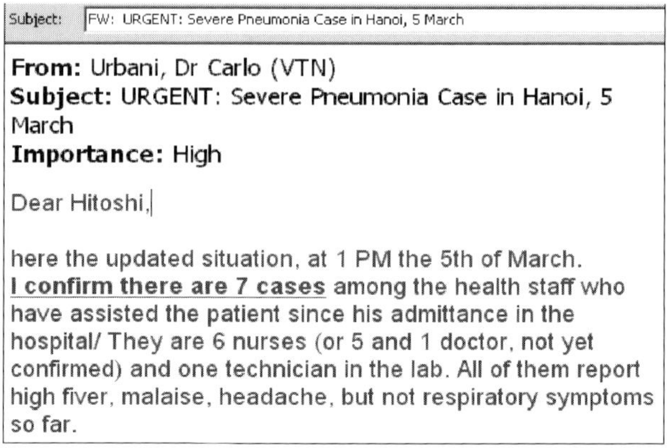
Subject: FW: URGENT: Severe Pneumonia Case in Hanoi, 5 March

From: Urbani, Dr Carlo (VTN)
Subject: URGENT: Severe Pneumonia Case in Hanoi, 5 March
Importance: High

Dear Hitoshi,

here the updated situation, at 1 PM the 5th of March.
I confirm there are 7 cases among the health staff who have assisted the patient since his admittance in the hospital/ They are 6 nurses (or 5 and 1 doctor, not yet confirmed) and one technician in the lab. All of them report high fiver, malaise, headache, but not respiratory symptoms so far.

図1　ハノイでの異常の第1報を知らせる Dr. Carlo Urbani からの手紙（source : WHO）

なっていた可能性が高い．

WPROへの広東省以外からの重症呼吸器感染症の最初の報告は，当時ベトナム・ハノイにあるWHOのオフィスに勤務していて，後でSARSと判明することになる原因不明の発熱患者を診察したために亡くなったDr. Carlo Urbaniによって，もたらされた．Dr. Urbaniはハノイの外国人を主たる患者とする比較的設備の整った病院で，7人の医療従事者が呼吸器疾患に集団感染していると2003年3月5日に報告していた（図1）．3月11日には，香港の大規模教育病院からも，20数名の医療従事者に対する院内感染が報告され，3月12日，WHOは緊急警報を発出し（図2），世界の保健医療・公衆衛生関係者に対し注意を喚起した．

しかし，引き続いて13日にはシンガポールにおいて香港への旅行歴がある4名の感染が確認され，さらに14日にはカナダのトロントにおいて同様に香港への旅行から戻った2名の感染が確認され，トロントの病院でも感染が拡大するに及んで，一気に緊張が高まった．

この時点では病原体は不明であり，わずか数日で世界各地に伝播し，

World Health Organization

WHO issues a global alert about cases of atypical pneumonia

Cases Of Severe Respiratory Illness May Spread To Hospital Staff

PRESS RELEASE ISSUED BY WHO
12 March 2003

12 March 2003 | GENEVA -- Since mid February, WHO has been actively working to confirm reports of outbreaks of a severe form of pneumonia in Viet Nam, Hong Kong Special Administrative Region (SAR), China, and Guangdong province in China.

図２　WHO が出した緊急警報（2003 年 3 月 12 日）

さらに医療関係者が倒れ，高い致死率で有効な治療法もないという，これまでの感染症対策の歴史において経験のない異常事態であった．

緊急対策本部発動

直ちに WPRO 内に緊急対策本部が設置された．緊急対策本部は，WPRO の正規スタッフが核となり，さらに日本を含め，各国からの感染症専門家が緊急動員された．対策本部では，シンガポール，ベトナム，香港などの当局関係者と，連日，電話による戦術会議がもたれた．また，WPRO 事務局に届く毎日 1,000 通を超える E-mail の分析を行うなど，文字通り夜を日に継いでの闘いが始まった．集まる情報は，政府や公的機関からのものもあれば，一般市民から提供されたものもあったが，１つたりとも有益な情報を逃すまいと，“噂”の真偽を確認する“ルーマーサーベイランス”までも行った．対策本部は，そうした緊迫感の中で，まず，① 病気の診断基準の作成，② SARS 制圧に向けた戦略の決定を行った．

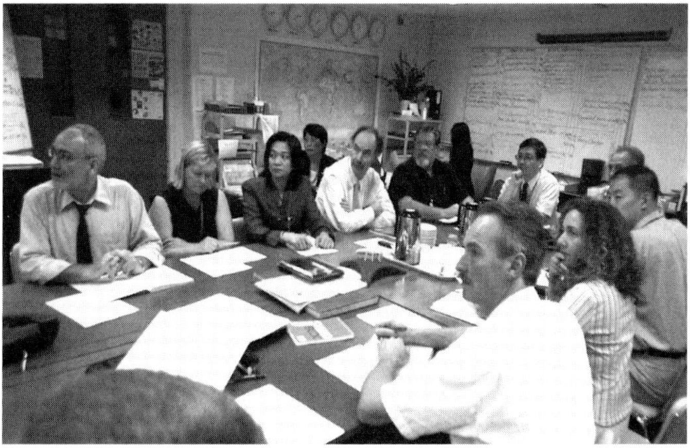

WPRO 内に設置された緊急対策本部

さて，診断基準の作成である．今回の SARS のように未知の疾患で，スクリーニング用の簡易検査キットが存在しない状況では，病気に感染しているかどうかの診断は，臨床症状（熱や呼吸器症状の程度）と感染地域への渡航歴のみに頼るしかなかった．

こうした状況のもとでは，診断基準の感度（Sensitivity）および特異度（Specificity）が共に 100% ということはあり得ない．感度あるいは特異度のいずれを重視するかが最重要課題であった．感度を重視すれば，SARS ではない一般の風邪などの患者を多く拾い上げてしまい，偽陽性例が増える．また，特異度を重視すれば，真の SARS 患者を見逃してしまう危険がある（図 3）．

ところで，診断基準を作成していたこの時点では，いわゆるスーパー・スプレッダー（短期間で多くの 2 次感染をもたらし得る，強い感染力を持つ SARS 患者）の存在が強く疑われていた．したがって，この診断基準の作成にあたってのわれわれの基本的な哲学は，たとえ多くの偽陽性例を拾い上げたとしても，真の SARS 患者を 1 例たりとも見逃さないというものだった．感度を重視した診断基準が選択され，2003

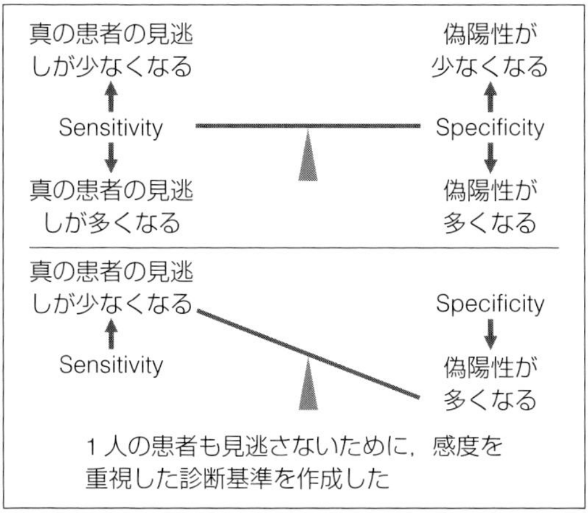

図3　WHOの診断基準と感度・特異度の関係

表1　WHOのSARS診断基準

1. 発熱（>38℃）
2. 咳または呼吸困難
3. 10日以内の感染曝露歴
   - SARS患者との接触
   - 感染地域への渡航歴
   - 感染地域の居住者
4. 上記1～3＋肺炎あるいは呼吸窮迫症候群（1回でも所見があれば，Caseとみなす）

年3月15日にWHOのSARS診断基準が公表された（**表1**）．

シンガポールやベトナムなどの関係各国はこのWHOの診断基準を採用したが，カナダだけ例外であった．カナダでは，偽陽性例を少なくするため，特異度を重視した独自の診断基準を採用した．つまり，WHOの診断基準では，肺炎または呼吸窮迫症候群の所見が1回でも見られればSARSと診断されるのに対し（**表1**の診断基準の中の項目4），カナダの診断基準では，2回以上見られることを条件とした．感度を犠牲にしたため，カナダでは，真のSARS感染者を見落とすことと

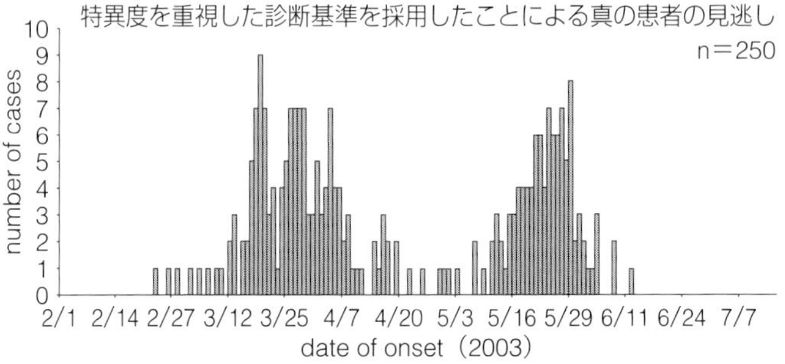

図4　カナダ・トロントでの第2波の流行（source : WHO）

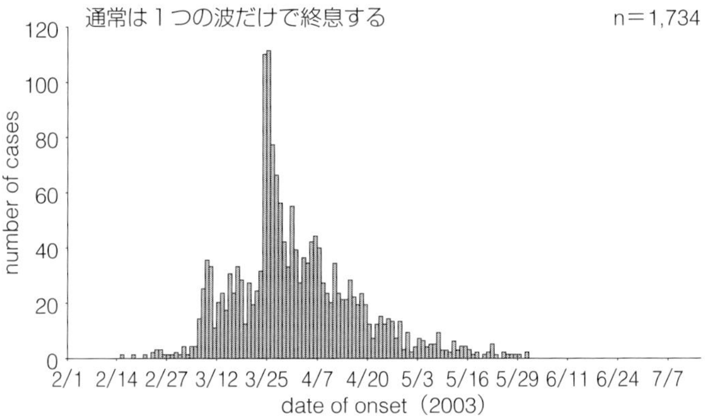

図5　香港でのSARS流行の経過（source : WHO）

なり，第2波の流行を招いた（図4）．ちなみに，通常，感染の流行は，香港の例（図5）で見られるように，第1波のみで終息することが多い．

しかし，実はWHOの診断基準を遵守したシンガポールでも，第2波の流行を招いた（図6）．シンガポールでは，64歳の男性がSARSに感染したが，この患者は糖尿病などの重篤な基礎疾患を持っており，免疫機能の低下のため，診断基準の一要素である38℃以上の発熱が見ら

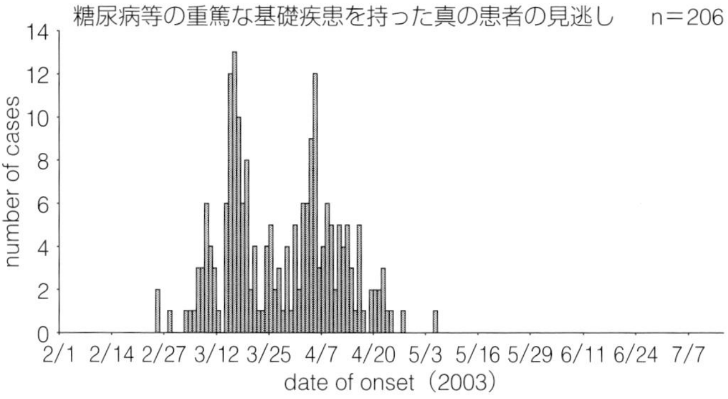

図６　シンガポールでの第２波の流行（source : WHO）

れなかった．このため当患者の発見が遅れ，これが第２波の流行を招いた．この結果を受けて，診断基準から「発熱」の条件を除外して，さらに感度を上げるべきとの議論も当然あるが，そうすれば偽陽性患者が莫大に増え，ヘルスシステムが崩壊する事態が予想され，現実的ではない．つまりシンガポールの事例は，臨床症状および渡航歴のみによる診断基準の本質的限界を示すものであった．

SARS 制圧対策の作成と「渡航延期勧告」

WHO の対策本部が，ハノイ，シンガポール，トロントにおける感染例の臨床的・疫学的な分析を行った結果，典型的症状や潜伏期間などが徐々に明らかになってきたが，とりわけ，以下の２つの所見が戦略の作成上重要だった．

① 感染経路は，飛沫などによる濃厚接触による感染がほとんどで，空気感染の可能性は少ないこと．

② 感染者の他の人への感染は，発熱，呼吸器症状などが出現してから起こること．

この２つの所見から，われわれは，

① 感染者と接触した者の積極的な追跡調査を行い，潜伏期間の間，自宅隔離をしてモニタリングを行うこと．
② 発症した場合には直ちに病院で厳重な管理を行うこと．

以上を医療機関とコミュニティにおける対策の要とした．

さらに，国際レベルでの防疫体制強化の観点からは，広東省や香港などの感染地域から出国するすべての乗客に対し，問診や検温によるスクリーニングを実施することを求めた．非感染国への感染拡大防止のためには，非感染国への入国を厳重に管理するよりも，感染国からの出国管理を厳格に行うことのほうが，効率的かつ効果的なためである．なお，非感染症国の入国に際してのスクリーニングは，義務ではなく，各国の任意とした．

上述の臨床・疫学情報の分析と並行し，原因ウイルス同定のため，2003 年 3 月 17 日，日本の国立感染症研究所などを含む世界有数の研究所を結ぶネットワーク（9 カ国，11 研究所）を構築した．ネットワークに集まった研究者は，この公衆衛生上の非常事態を前に，研究者個人の名誉心を乗り越え情報を共有し，夜を日に継いで原因ウイルスの同定にあたってくれた．

その結果，4 月 16 日には，この原因不明の重症呼吸器感染症の原因病原体がコロナウイルスであることが判明する．約 1 か月というきわめて短期間に正体不明だった病気の原因ウイルスが同定されるという，公衆衛生史上稀有な出来事だった．

話は少し前後するが，香港・広東省で始まった感染は，3 月中旬から下旬にかけて，北京，内モンゴル，バンコク，シンガポール，台湾へ波及した．さらに香港では，病院内に限局していた感染が，一般コミュニティにまで波及していった．このことは，海外から香港に来る渡航者が，香港で感染し，それぞれの国に帰国し，感染をさらに拡大させる可能性を意味した．事実，3 月 12 日（WHO が緊急警報を発令した日）以降，香港にて感染後出国し，感染を他国に広めた 9 人が確認されていた．

こうした状況下で，われわれは，香港および広東省への不要不急の渡航を控えるよう警告を発する必要性を感じた．つまり「渡航延期勧告」の議論をせざるを得ない状況になった．しかし，WHOがそうした渡航延期の勧告を出せば，すでに観光客が激減していた香港などで，さらに経済状況が悪化することは容易に予想できた．また，WHOの50数年の歴史の中で，こうした勧告を出したことは皆無であった．きわめて難しい判断だった．

私は，香港などに渡航する危険性を正確に国際社会に伝達しなければ，WHOの使命を果たせないと判断した．4月1日，WHO本部のDr. Gro Harlem Brundtland事務局長（当時）と電話で会談し，彼女も同意見で，同日付で香港および広東省に対し渡航延期勧告を出すことを決定した．

しかし，同時に，このWHOの重大決断について事前に相手に直接知らせることが，これまで一緒にSARSと闘ってきた仲間への“仁義”であると私は直感した．香港当局などもWHOの考えが事前にわかれば，相応の対応が可能になるし，また，報道関係者を通して勧告を知ることは，彼らにとっても本意ではないと思われた．私は，Brundtland

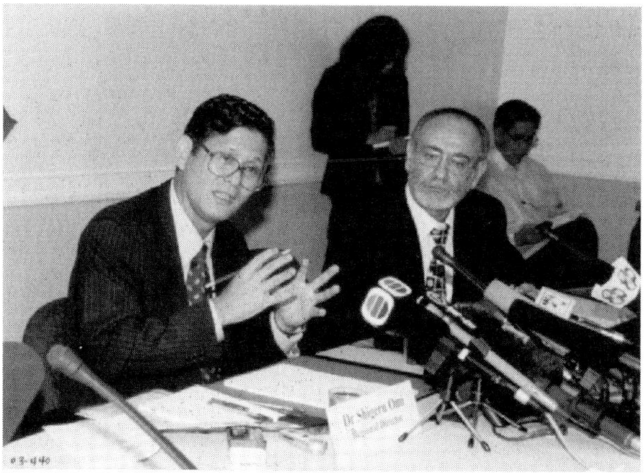

SARSの記者会見中

事務局長に「公式に発表する前に私から香港などに直接伝えたい」と言ったところ，彼女も了解してくれた．

4月1日夜19時頃，香港のDr. Margaret Chan保健局長（当時）に対し，「数時間以内に香港に対する渡航延期勧告を出す可能性が強い」と伝えた．彼女は「WHOの決定について了解し，尊重する．連絡をありがとう」と言って電話を切った（広東省への事前電話連絡は，WHO中国事務所を通して北京の中国衛生部へ行われた）．

実はこの頃，私は歯の痛みに悩まされていた．非常事態の最中，昼間に歯科治療に行くことはできなかったが，渡航延期勧告の決断もなされ，当局者への連絡も終了したので，夜8時頃，私は営業時間外に待機してくれていたオフィスの近くの歯科医院に駆け込んだ．

治療台の上に横たわり，歯を大きく開けた無防備状態の時，私の携帯が鳴った．歯科医の助手が電話をとってくれた．香港のMargaret Chan保健局長から，「緊急に話したい」とのことであった．私は，「治療が終わり次第私から電話をかけ直す旨，彼女に伝えて欲しい」と紙切れに書いて，助手に手渡した．20分程の治療の後，私はすぐにオフィスに戻り，彼女に再び電話をした．

彼女は，「先程申したように，WHOの考えは了解したが，今夜，夜を徹して最新データを整理するので，それを基に翌朝，最終判断をしてほしい」と言ってきた．私は数日は待てないが，半日くらいなら妥当と判断し，Brundtland事務局長に直ちに電話をした．

Brundtland事務局長は，「待つのはいいが，もうすでに，渡航勧告をマスコミなどにリリースしてしまったかもしれない！　ちょっと待ってて，確認するから」と言う．私は焦った．私が歯医者に行かず，約20分のタイムラグがなければ，間に合っていたのではないか……．その間，生きた心地がせず，電話を切らずに，そのまま彼女の返事を待った．10分程すると，「よかった．まだリリースされていなかった」と言うBrundtland事務局長．間一髪間に合った．

翌朝，香港からわれわれに最新データが届いた．データを詳細に検討したが，われわれの最終判断は変わらず，4月2日，WHOの50数年の歴史上初めての「渡航延期勧告」が，香港および広東省に対して発効された．

中国とのやりとり

前述の通り，中国政府から公式な情報が得られないまま，2003年3月上旬から中旬にかけて，ハノイ，香港，シンガポール，トロント，さらには台湾や北京および中国内陸部へと感染が拡大したため，4月2日に香港，中国広東省に対してWHOは渡航延期勧告を発効した．このSARSの騒動の中で，国際社会で最も注目を集めたのは中国の対応であったが，中国政府との緊迫した交渉を中心に，個人的な体験について話そう．

ところで，私と中国の当時の張文康衛生相（日本の厚生大臣に相当する）の2人は，SARS問題が表面化する半年以上前に，香港で2003年3月20日開催予定の，ある式典に出席するよう香港政府から正式な招待状を受け取っていた．2人に対し，香港医科大学の名誉特別会員の称号を授与するという．3月20日が近づいてきた．私は，もちろんこのSARSの騒動の中，香港の衛生関係者が文字通り忙殺されていることは知っていたし，私のほうも，この大事な時期に，自分の授与式典参加のためマニラを離れることは問題外と思ったので，式典の1週間前に，香港のMargaret Chan保健局長に断りの電話を入れた．しかし彼女は，電話口で「Dr. 尾身，とんでもない．授与式の準備は整っており，絶対来てもらわなくては困る．中国の張衛生相も夫婦で参加することになっている」と言う．おそらく，「香港に渡航しても安全」ということを示したい政治的な配慮もあったのだろう．私は，香港に行かざるを得なくなった．

香港に到着すると，私と張衛生相は，SARSの取材のための大勢のマスコミに囲まれ，簡単な記者会見を行った．その後，私はこの機会を逃すまいと，張衛生相と通訳の2人だけをホテルの私の部屋に招いた．彼とは以前から親しい間柄であったが，状況が状況なだけに，私はかなり厳しい口調で，① 中国での SARS の詳細な感染情報の迅速かつ定期的な提供と，② 中国広東省への WHO 調査団の受け入れの2点を彼に迫った．この2点の受諾は国際保健のみならず，中国のためにもなるのだということを15分程度訴えた．

彼は私の話の後，しばらく間を置いて，「もちろん医師として，あなたの言うことは100% 以上理解できる．ただ，もう少し時間がほしい」と，苦渋に満ちた表情で答えた．背後に何か大きなものを背負い，彼自身もプレッシャーを感じているように私には感じられた．その後，彼は解任されるという事態を迎えるが，この会談のことが今でも思い返される．

香港医科大学名誉特別会員の授与式の後，夕食会に招かれた．私はメイン・テーブルで，香港や中国の衛生関係者と一緒に食事をとった．翌日午前中にまたマニラに戻る予定だったので，食事後ホテルに直行．夕食会で出されたワインも手伝って，私はぐっすり寝ていた．

真夜中，突然電話が鳴る．寝ぼけ眼のまま受話器を取ると，Margaret Chan 保健局長からだった．彼女の電話の声はいつになく深刻だった．「Dr. 尾身．これはあなたと私の間柄だから正直に話すけれど，落ち着いて話を聞いてほしい．実は，夕食会のメイン・テーブルにいた1人（香港の病院管理部長）が，夕食後，2時間程たって高熱を発症した．SARS と考えて間違いない．あなたも感染しているかもしれない」と言う．私の眠気は一気に吹っ飛んだ．確かに夕食の場では，間近で話し込んでいた相手だった．

さて，どうするか．このまま，ホテルのこの部屋で10日間自ら隔離するか，それともマニラに帰るか？　帰れば SARS と闘っている WHO のスタッフに感染させる危険性もある．ハムレットの心境だった．

部屋の中を歩きながら1時間程考えた末，マニラに帰ることにした．なぜならば，感染しても，熱などの症状が出る前は，他の人に感染をさ

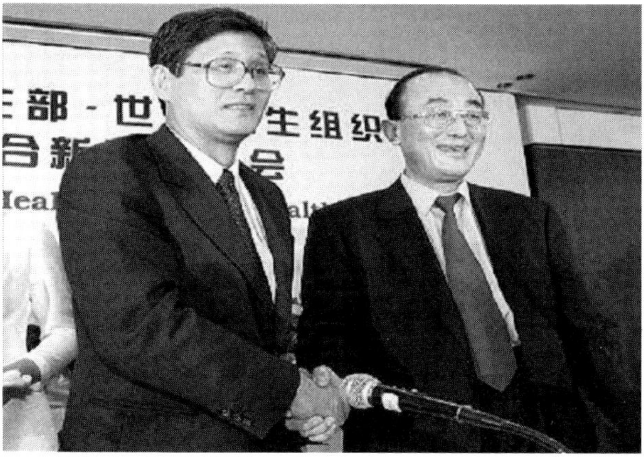

2003 年 6 月 24 日，中国の SARS 制圧を宣言する記者会見．北京にて

せる危険性は少ないというのが当時の WHO の立場だった．私は国際公務員として，この WHO の立場に準ずることが相応しいと考えた．そして通常通りの仕事に戻った．万一の感染に備え毎朝夕体温を測り，発熱があればただちに隔離することにした．幸い，その後発熱もせず事なきを得た．しかし，一難去ってまた一難である．

4 月に入ると，中国政府から，SARS に関する WHO の国際会議を北京で開催してほしいとの申し出があった．私はこの申し出に対し，上述の如く，すでに私が 3 月 20 日香港で要請した，① 中国での SARS の詳細な感染情報の迅速かつ定期的な提供と，② 中国広東省への WHO 調査団の受け入れの 2 点が受け入れられるのであれば，中国での会議を開催すると答えた．

会議の開催自体はそう難しいことではないが，上記 2 点が受諾されなければ，会議そのものの意義はない．しかも，北京で国際会議を開催するとなれば，昼夜を問わず SARS と闘っている各国の衛生関係者や WHO 職員の時間が割かれると同時に，北京にも感染が広がっていたので彼らを感染の危険に晒すことにもなる．私は，どうしてもこの 2 点についての確証がほしかった．その後も，緊張したやり取りが続いたが，残念ながらその確証は得られなかった．加盟国のいわば“要求”に屈するか，WHOの使命を優先するかの選択だった．この間，中国政府と私の関係は多少“ぎくしゃく”したが，私は今でもあの時の判断に後悔はない．

上述の4月2日の渡航延期勧告の発効や，国際社会の中国政府に対する粘り強い説得の結果，4月20日，ついに，中国政府は体制を一新した．これを契機に国際社会への情報開示，感染サーベイランスの質の向上，有効な感染防御対策の実施など，政府全体を挙げての取り組みが始まった．この中国政府の強いコミットメントが功を奏した．6月24日には，中国への渡航延期勧告も解除された．

同日，新たに任命された中国の衛生相（前頁写真右）の同席のもと北京市内で行った記者会見で，中国国内のSARSが制圧されたことを宣言した．記者会見後マニラへ戻るべく空港に向かうと，行き交う人々が，嬉しそうな顔をして挨拶をしてくれた．後で知ったのだが，記者会見の様子は，北京の街頭テレビでも大々的に放映されたようだった．

6 インタビュー

リーダーシップ論：SARS対策を中心に

近年，国際感染症が流行している．SARSの大流行は2003年7月に終息に至り，WHOの一連の動きは，世界各国から高く評価された．この時，SARS制圧の陣頭指揮を執ったのが，尾身茂WHO西太平洋地域事務局長（RD）であった．

2003年9月にRD再選を果たした尾身氏に，リーダーシップについて聞いた（2003年12月11日，東京・帝国ホテルにて収録）．

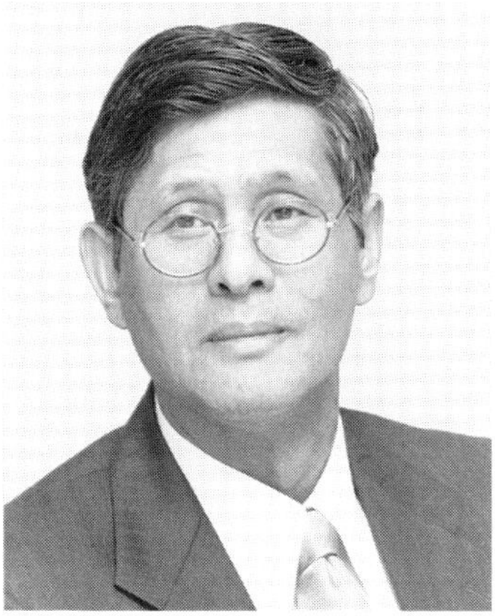

インタビューに答える筆者

――尾身茂先生は1999年にWHO西太平洋地域事務局長にご就任，5年の任期が終了し，今回2期目の再選を果たされました．このたびは再選，おめでとうございます．抱負をお聞かせください．

尾身　ありがとうございます．西太平洋37の国と地域の関係者の皆様のご支援のお陰だと思っております．特に日本の皆様には，この場を借りて御礼申し上げたいです．

●3つの柱

尾身　この5年間の活動を踏まえて，今後3つのことをやっていきたいと思っています．① 感染症対策，② 生活習慣病対策，③ 保健医療システムの転換です．これらに尽力するつもりです．

まず感染症対策について，今回SARSの問題がありましたが，この5年間，WHOの中で私たちが最も力を入れたのは，実は結核対策です．21世紀最初の公衆衛生学上の危機であった昨年のSARSで亡くなられたのは774名ですが，西太平洋地域では1日に1,000人も結核で死んでいます．しかも貧しい人たちを主に襲う疾患です．2010年までには死亡率を半分に減らそうとかなり大胆な目標を掲げ，スタッフに一生懸命頑張ってもらい，この1期にある程度基礎固めができました．2期目はその目標により近づけるため，さらに精力的に力を入れたいと思っています．感染症はその他にもAIDSやマラリアなどがありますね．今回SARSも発生したので，感染症全体の監視体制やサーベイランスを，2期目でもやっていこうと思っています．

2つ目の生活習慣病に関しては，日本だけでなく，発展途上国でもこれからますます増えてくるわけです．非感染症である生活習慣病の対策は心の問題も含めて，さらに重視したいテーマです．健康都市や健康アイランドなどの一環として実施していこうと思っています．

3つ目は保健医療システムの強化です．日本社会だけでなく，これからの時代は他の多くの国にとっても「高齢化」がキーワードになってきます．従来は1つの病気を完治させることが医療の目標でしたが，高齢化社会では生活習慣病やがん，認知症，介護，精神疾患など，人々が長く付き合わざるを得ない様々な健康問題が出てきます．病院での治療だけでなく，地域とも連携した広範なケアが必要になってきます．包括的に対処できるシステム，人材教育，総合医づくりなどを行っていきたいです．また，日本では健康保険制度がありますが，多くの国はそのようなシステム自体ないわけです．それらをどう強化していくかも大きな課題です．

効果的なリーダーシップを発揮する秘訣

――ありがとうございました．それでは，リーダーシップについてお聞きしたいと思います．WHO本部では，それまでノルウェーのGro Harlem Brundtland氏が事務局長でしたが，2003年7月から韓国の李鐘郁氏が就任なさいました．尾身先生から見て，欧米型のリーダーシップとアジア型のリーダーシップには，どのような違いがあると思われますか．

尾身　確かに違いもありますが，共通点のほうが多いかと思います．表現のしかたは多少変わっても，欧米であろうがアジアであろうが，リーダーは相手（スタッフや加盟国）の考え・気持ちを十分理解することが大切です．そして自分の考えもなるべく素直に話します．とりわけ相手に対して不満や問題がある時は特に時間をかけて，相手の気持ちも尊重しつつ，こちらの気持ちもわかってもらうことが必要です．そうすることでお互いの信頼感が増すというのが，私の実感です．

――李氏は，WHOの生え抜きで事務局長選挙に当選されましたが，その他にもモザンビークの首相や，メキシコやレバノンなどの閣僚なども立候補されていました．組織にとって，生え抜きがトップになるのと他からのトップマネジメントがやってきて組織のトップになるのとでは，どのような違いが出てくると思われますか．

尾身　外から来た人の場合には，その組織のしがらみに縛られていない分，ラディカルな変化ができやすいと思います．しかし逆に言うと，そのために組織がせっかく持っていたよい部分も，一緒に変えてしまう危険性があります．生え抜きはその逆で，継続性を大事にし，組織のいいところはもっと伸ばそうとするけれども，しがらみに縛られる部分があるかもしれない．

――尾身先生ご自身は生え抜きとして WHO 西太平洋地域事務局（WPRO）のトップになられました．この 5 年間のお仕事から，リーダーシップを発揮するうえでの秘訣や方法を，エピソードを交えてお話しくださいませんか．

●明確なビジョンを示す

尾身　いくつかあります．まず，私が心掛けていることは，この組織でこれをやりたいという明確なビジョンを，皆にわかってもらうことです．先ほど私は，2 期目のビジョンをお話ししました．客観的に，情勢などを踏まえたうえで吟味し，その中でこれが一番大事であると，はっきりとしたビジョンを打ち出すことが絶対に必要です．特に WHO は国際組織で，いろいろな国の人がいるわけです．考え方も見方も違う時に，明確で共通したビジョンがないと，エネルギーを集約できないし，組織としてもまとまりません．

●高い次元での決断

尾身　また，リーダーの重要な仕事の 1 つは，いろいろな問題に対して判断を下すことですが，難しいのは，こちらにも言い分があるし，相手にも言い分があるという，2 つの相矛盾する考えがあり，けれどもリーダーとして 1 つの決断を下さなくてはならない時です．

例えば SARS のエピソードです．SARS の状況が大変厳しくなってきた 2003 年 4 月頃，中国政府が「SARS の WHO 西太平洋地域会議を北京で開催してほしい」と言ってきました．中国政府は 4 月中旬までは，情報公開には積極的ではありませんでした．私たちは中国政府に，

2つのことを要請していました．1つは，中国・広東省への WHO の専門家派遣を認めてほしいということ．もう1つは，もっと情報を定期的に，透明性高く提供してほしいということです．この2点を，私たちはいろいろな形でお願いしましたが，なかなかそれに応えてくれない．そういう中で中国政府から「会議をしてくれ」という話が来たのです．

これは非常に迷う問題です．会議自体は悪いことではないし，また，中国政府の要請を断れば中国との関係は悪化し，その後の SARS 対策に支障が生じるかもしれない．しかし会議を開催すれば，中国がわれわれの2つの提案を受け入れない現状を追認することになるし，WHO の職員はもとより，各加盟国に対して納得のいく説明ができなくなる．

こういう時に，リーダーはより高い次元において判断する必要に迫られます．「今，何をやるのが SARS 対策にとって一番重要か？　加盟国の“要求”に屈するか？　WHO の使命を優先するか？」

当時，中国からの情報不足が，SARS 対策上最大の障害でした．私は，「2つの提案を貴国が受け入れることが，会議開催の条件である」と中国政府に伝えました．しかし，期待された返事は来ませんでした．もっとも，中国政府も4月20日以降は，だんだんと態度を変えてくれましたが．

——国際組織なだけに，スケールの大きい大変な決断に迫られる場面が多くあることと思います．WHO という1つの組織内でも，国際社会ですので様々な価値観があると思います．その中で尾身先生は，どのようにスタッフの意思統一を図り，まとめられているのでしょうか．

●人の立場に立って考える能力

尾身　先ほど申し上げたように，組織をまとめあげるためにはビジョンを打ち出し，それは譲らないという強い意志を示すことがまず大切でしょう．

しかし，同時に組織では，スタッフとの日常の人間関係も非常に大事になってきます．WHO など国連の組織では，異なる文化，歴史，価値

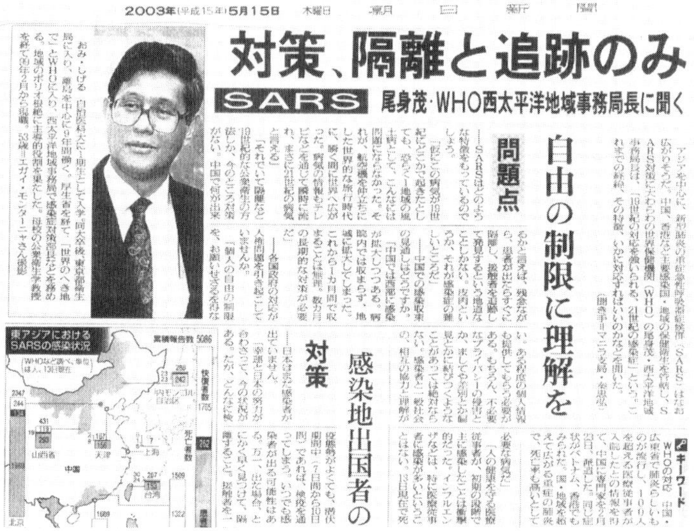

2003年(平成15年)5月15日 木曜日 朝日新聞

対策、隔離と追跡のみ

SARS 尾身茂・WHO西太平洋地域事務局長に聞く

自由の制限に理解を

問題点

感染地出国者の対策

キーワード WHOの対応

SARSとの闘いの真っ最中（2003年5月15日朝日新聞）

観などを持つスタッフが混在するのでなおさら重要です．

組織の中には，いくら説明してもわかってくれないスタッフが必ず出てきます．あるいは，わかっていても私が期待しているようなレベルで動いてくれないこともあります．そういう時にリーダーがどう対応するかも，結構大事なのですね．

私が心掛けているのは２点あります．１つは，誰でも自分のことを批判されるのはイヤです．私が部下に注意する時は人前ではなく，１対１の場面で伝えます．もう１つは，どんな人も100％完璧な人間はいません．私だってこの５年の間に，判断ミスや後悔がいくつかあります．皆もミスしようと思ってするわけではなく，一生懸命仕事をしています．そうした時「自分も不完全だけど」と言いながら，相手のよいところを認めたうえで「ちょっとここのやり方を変えてみたら？」という言い方をすると，特に外国の人たちは喜び，胸襟を開いてくれます．スタッフのいいところをまずこちらが認めて初めて，相手は話を心から聞いてくれると思います．

リーダーの最低条件とはつまり，人の立場に立って考えられる能力を持っていることではないかと思います．

●口の堅さも重要

尾身　もう１つ，口の堅さも重要です．おもしろいもので，リーダーには秘密の情報がいろいろな所から入ってきます．しかしこれについては，不必要なことは絶対に他言しないことです．そうでないと，その情報にかかわった人を不快な気持ちにさせますし，信頼感も喪失します．その人はもう二度と，言ってくれなくなるでしょう．リーダーは，どこまでは話してよくて，どこからは秘密にしておくべきかという判断も大事で，どこかで口が堅いことが求められるのですね．

●怒って感情的になるべからず

尾身　先ほどの話と関係しますが，人に注意する時，怒って感情的にならないということも大切です．正直，スタッフに対して「本当にしょうもない！」と思うこともあります．なぜ，こんなことをしてくれたのかと．しかし注意したり，怒っても，それは自分の気持ちを晴らすためではなく，組織や相手のためであるとの一点が大切です．リーダーは私憤で怒ってはダメなのです．それはつらいところで，秘密もそうですが，リーダーだって同じ人間で，イヤだったら怒りたくなるし，秘密話も「ここだけの話ですけど」って，やりたいわけですよ（笑）．でもこの２つは，とにかく我慢しなくてはいけない．それは，リーダーはどこでも，その分給料を人より多くもらっているわけですし，組織の中で部下との信頼関係を維持することは何より大切なわけですから．

組織は人です．今回 SARS が流行したけれども，2003 年７月に終息宣言までなし得た理由の１つは，加盟国関係者や WHO 職員が，文字通り夜に日を継いで頑張ってくれたお陰です．

SARSとリーダーシップ

——今回のWHOのSARS制圧に関して，世界各国から高く評価されています．特に尾身先生率いるWHO西太平洋地域事務局の地域では，当時SARS感染の95%が発生していました．尾身先生は，今回素晴らしいリーダーシップを発揮し貢献なさったわけですが，成功した要因についてお話しいただけますか．

尾身　今回のSARSについて，いろいろなところですでにお話ししたので重複するかもしれませんが，大きく3つの特徴がありました．①あっという間に飛行機で感染が伝染したり，マスコミで一瞬のうちに情報が伝わった点で，21世紀の病気であった．しかしその対応は治療薬やワクチンがなかったため，19世紀的な古典的手法（例えば感染者の隔離や接触者の追跡など）に頼らざるを得なかったこと．②主に病院関係者を直撃したこと．③患者数と比較して社会経済に対するインパクトが膨大だったこと．

かなり難しい病気でしたが，一応2003年7月に終息を迎えられたのは，まずもって対策に関与した各行政機関，研究者の方々の協力が一番大きいと思います．特に研究者は，“功名心”を乗り越えて情報をお互いにシェアしてくれ，お陰で素早く，コロナウイルスが同定できたのです．また，各政府のコミットメント，決意が，やはり素晴らしかったです．中国政府も最初は協力的ではありませんでしたが，4月20日以降は，非常に素晴らしいコントロールをやってくれました．さらに，マスコミの力です．もちろん誤情報もありましたが，基本的にはわれわれWHOが出した情報をかなり正確に市民に伝えてくれました．マスコミは一般の人を啓蒙し，各国のやる気を高めてくれたと思います．

●苦労した３つのこと

——SARS 終息宣言までの過程において，先生が一番ご苦労なさった点，それをどう克服していったかについて，お話しいただけますか．

尾身　やはり中国との問題でしょう．それから２番目は，昨年４月２日に出した香港と中国・広東省への渡航延期勧告です．３番目は，人材の問題です．３番目に関しては日本や米国などから専門家の応援が来てくれ，一生懸命やってくれましたが，長引くにつれ精神的疲労が極限に達し，専門家が徐々に枯渇してしまいました．それだけ，公衆衛生の専門家が足りないということだと思います．公衆衛生の人材をもっと数多く，大事に育ててほしいですね．

１番目の中国の問題については，先ほどお話ししたように，広東省へのWHO 専門家派遣と定期的な情報提供の２点を要請していました．しかしこれがなかなかうまくいかなかった．このため私としても 2003 年３月 21 日，SARS の一番ピークの時に，中国の張文康衛生大臣と香港で話し合いました．彼は数年来の仲のいい友人ですが，私はかなり厳しい話をしました．「このままではひどくなる一方だから，何とかこの２点についてやってくれ」と．大臣は「もう少し時間が欲しい」と苦渋に満ちた表情で答えました．政治的プレッシャーがかかり，衛生大臣という彼の力だけではどうしようもなかったのではという印象を持ちました．

●今明かされる，渡航延期勧告秘話

尾身　渡航延期勧告については，なぜ勧告を出したかには当然理由があるのです．１つは３月末頃になると感染が香港からカナダのトロントやシンガポール，台湾など，どんどん他国に波及していったことです．２点目は，病気は当初香港では，病院に限局していたのですが，３月末になると一般のコミュニティに広がってきたことです．このことは，海外から香港に来る渡航者が香港で感染し，それぞれの国に帰国し，感染をさらに拡大させる可能性を意味します．事実，３月になって香港にて感

染した後出国し，感染を他国に広めた例が９例確認されました．これは危険だと考え，勧告を出すことを考慮したわけです．しかし WHO 50 年の歴史の中には，渡航延期勧告を出すなどという前例はないのです．と同時に，私は経済学者ではないけれども，WHO が公式に勧告を出せば，経済状況が悪化することもわかったので，かなり判断に迷いました．ここでまた，先程話した，相矛盾する２つのことから１つを選ばなくてはならない状況になってしまったわけです．

何が一番大切なのかを慎重に考えました．経済も大事だけれど，これ以上 SARS 感染の伝播を防ぐことが何よりも大切で，それが WHO の使命である．世界中が SARS に巻き込まれ，多くの人命が失われることは何としても避けなくてはならないと判断し，WHO 本部の Brundtland 事務局長（当時）に電話で「やろう」と勧め，合意しました．

実は３月末から，Brundtland 事務局長と私との間で，いつ勧告を出そうか，タイミングを計っていたのです．２人の間では，「4 月 1 日」に出すことにしていました．しかし私は，西太平洋地域事務局の加盟国である，中国・香港の立場も大切に考えたかったのです．中国・香港は，報道機関からその事実を知るよりも，やはり私から直接話を聞きたいのではないかと思いました．

この時，事前に直接相手に知らせるということは，時間のロスはあるものの，私としては人間としての「道義」だと思いました．WHO の考えがわかれば，相手も納得ができ，その後いろいろな対応ができるでしょう．また「言ってくれた」という信頼関係もできると思った．そこを何も知らさないままで WHO が公に発表するのはよくない．このため私は，Brundtland 事務局長に「公式に発表する前に私から相手に直接伝えたい」と言いました．それに対して Brundtland 事務局長も「OK」と言ってくれた．

中国には４月１日の夕方に WHO 中国事務所を通じて，広東省に対する渡航延期勧告を出す可能性が強い旨を伝えました．

一方，香港にも４月１日の夜７時頃，Margaret Chan 保健局長（当時）に電話し，その背景を説明しました．そして「数時間以内に香港に対する渡航延期勧告を出す可能性が強い」ことも．しかしその後，1時間ほどたって Margaret Chan 保健局長から電話があり，「WHO の考えはわかったけれど，最後にもう1回チャンスをくれないか．最も新しいデータを基に最終判断をしてほしい」と言うのです．その話はもっともなので，私は 4,5 日は待てないけれど半日くらいならいいと判断し，Brundtland 事務局長にすぐに電話で確認したら，「OK」という返事でした．

しかし実際，その香港が出したデータを見てもわれわれの判断は変わらなかったので，勧告の発表は「4月2日」になったわけです．

私は，事前に伝えてよかったと思っている．ここで重視したのは，人と人との間の信頼関係なのです．特に香港の担当者と私は，よく知っている間柄なので，どうしても伝えたかった．こういうことは瑣末なことかもしれないけど，やはり大事なことだと私は思います．しかしこれは，アジア的発想かもしれません．Brundtland 事務局長には，この発想はありませんでした（笑）．

SARS をめぐる日本の感染症危機管理

――貴重なお話を，ありがとうございました．組織がものごとを動かしていく最大の鍵はやはり信頼関係なのだと，人と人とのかかわり合いの大切さを改めて感じました．

では，話を日本に移したいと思います．日本では今回の SARS で，感染症危機管理がかなり見直されました．尾身先生のお立場から見て，日本の感染症危機管理というのを今後どう改善していったらよいか，アドバイスをいただけませんか．

●感染症危機管理では「優等生」と言える日本

尾身　私が最初に申し上げたいのは，今回の SARS に対して日本政府がやったことは，国際的に見てかなりレベルが高く，非常に立派だったということです．今回，日本での患者発生がなかったのは確かに幸運に恵まれた側面もありますが，あれだけ議論を尽くし，法も制定し，また水際作戦も実施したわけで，私は様々な国を見ている中で，優等生の国だったと評価しています．

まさか感染症が，こんなに大きな問題を引き起こすとは，誰も想像していなかったと思います．保健医療関係者が生活習慣病のほうに関心を移し，研究者も遺伝子など分子生物学の方向に関心を向けてしまうのは，時代の大きな流れだと思います．しかし，今回のSARSのような新興感染症は，今後も必ずやってきます．過去を見ても，平均して年に1つの新しい感染症が出現しているのです．

そういう意味では，今回のSARSの登場は，未来に向けての警鐘だったと思います．一般の人々にとっても「公衆衛生」を見つめ直すいい機会でした．今まで医師たちは高度先端医療のほうばかりに興味を持ち，公衆衛生の分野に来る医師は少なかったわけですが，その進路選択も，今後変わってくるのではと期待しています．両方とも必要だと思います．

――今回の教訓として，日本はもっと多くの公衆衛生の専門家を作り出す用意と心構えが必要ですね．

●連携の問題

――もう1つ，今回のSARSで日本の国内で問題視されたのは，国の厚生労働省側が出す指針や指導と，地方の保健所や地方自治体が行う対策の間で情報の行き違いがあったり，連携体制がうまくいかなかったことが挙げられると思うのですが，リーダーシップという観点から，国と自治体の関係の中で，どういう人がどの場面でリーダーシップを発揮していけばよいと思われますか．

尾身　基本的に，大きな政策は国レベルで作り，その実行は地方に任せる．つまり全国に共通な大まかな骨格は，中央政府である国が決めなくてはいけないと思います．ただその具体的な運用については，各地方に任せることもあってよいと思いますし，また，国全体の方針の骨格を決める時は，地方の意見を聞くことが大事だと思います．全部が地方自治体独自でやるというやり方では，私はもたないと思いますね．

それはちょうど WHO のガイドラインのように，一番大元の大きな哲学は WHO が示す．そして具体的なことは，少しずつ国によって違っています．そのようなあり方が，日本国内の国と自治体の関係としても理想的だと思います．

● 情報戦略

——もう１つの問題として，こういった感染症危機管理の中でも，情報戦略は１つの大きな柱だと思います．尾身先生はどのような情報戦略が感染症危機管理に対して必要だとお考えになりますか．

尾身　キーワードは，transparency（透明性）ということです．情報を公開しないと，余計疑心暗鬼が広がります．今あるデータを基に，例えば「このように考えられるので WHO としてはこのようにしたい」という見解を明確に表明することが大切です．特に今回は隔離など，人の動きを制限することもあったわけでしょう．これは，人々の協力がなければできないだけに，市民への情報公開はより重要です．

特に私が感じるに，日本人の知的レベルは，世界のレベルに較べて非常に高いと思います．だからこそ情報を提供し説明すれば，理解してもらえると思います．そういう意味では，わかった時点で素早く，わからなかったことも含めて「今ここまではわかっている．しかし，ここはわかっていない」とはっきり伝えることが非常に大事なのだと思います．

今回 WHO は，マニラでもジュネーブでも情報を提供し続けました．これをやらなかったら，WHO が情報を操作しているということになり，世界の人々が疑心暗鬼に陥ります．その情報の中には，言いにくい，辛い事実もあります．しかしそれをきちんと出すことで，世界の人々は WHO を逆に信頼してくれた．正直は武器なのだと思います．

しかし，個人の情報が関係してくる場合は，コントロールの必要な情報とそうでない情報とに分ける必要があります．例えば，接触者があるホテルに滞在していたという場合に，その人が行ったホテルに他に誰が泊まったのかという情報は，ある意味ではプライバシーの問題だけれども，関係者には感染の波及を阻止するために，最低限の情報を提供する必要はあると思います．「何のためなのか」，ということを考えると，「何の情報を出すべきか」が，おのずと整理されてきます．

日本の公衆衛生リーダーたちへ贈るメッセージ

——最後になりますが，日本の保健所，地域の公衆衛生リーダーたちに向けて，メッセージをお願いします．尾身先生が考える，21 世紀の保健所の使命や，公衆衛生のビジョンなどをお話しいただけますか．

●「関係性の喪失」が問題

尾身　2001 年，香川で行われた日本公衆衛生学会で「公衆衛生のアイデンティティが失われそうだ」という話を会長さんから聞きました．その後もいろいろなところでそのような話を耳にしますが，私は次のように思います．

公衆衛生のビジョンは，日本社会のビジョンに直結しています．今の日本の社会は，様々なところで閉塞感が漂い，危機的状況に陥っています．例えば，教育の荒廃，凶悪犯罪の増加，自殺者の増加．これらに共通して言えることは，「社会の閉塞感」です．

日本という国は，他の国に比べて政治も安定しているし，貯蓄率も教育レベルも高い．こんなに素晴らしい国なのに，なぜこうも閉塞感があるのでしょう．2003 年，京都で行われた日本公衆衛生学会でもお話ししましたが，根底には「関係性の喪失」があると思います．

今，職場でも家庭でも地域でも，「関係性の喪失」が起こっています．例えば，なぜ学校教育がおかしくなっているのか．子どもたちのお父さんやお母さんは高度な教育を受けているけれども，子どもとの関係性は薄い．子どもたちも高度な教育の中で知識を持ち，コンピュータを操るけれども，家庭でのふれあいに飢えている．老人たちは社会や次世代に伝えるべきものがあるはずなのに，会社にも地域にも居場所がない．この閉塞感を払拭するためには，私たち人間の「関係性」というものを，今再び構築し，取り戻さなければならない．そこでキーマンになるのが，保健や医療に従事する人々です．

●奮い立て，「公衆衛生人」！

尾身　公衆衛生の仕事は，様々な人と話をし，コミュニケーションすることで成り立っています．例えば食中毒が発生すれば現場や保健所に行ったり，お金がなくなれば政治家のところや役所に行ったり，また，生活習慣病の患者さんにも生活態度の変容を促すために，説得したりしています．様々な健康問題の次元があるから，いろいろな人とのかかわり合いが出てきます．

また，例えば保健師や保健所医師をはじめとする公衆衛生従事者は，老人介護や健康増進にかかわり，と同時に学校保健にもかかわっているので地域の中で人々をつなぐ接着剤の役割を担えるのです．そしてまた，地域活動の潮流，起爆剤にもなれる．これが日本社会再生の契機となると思います．

現代は経済よりも QOL が重視される時代です．心の問題も含めて，どうやって人々が元気で健康に生きられるか，それが社会のテーゼです．そこに一番かかわっているのは，ほかならぬ公衆衛生人たちなのです．

今までの保健医療分野の枠だけという狭い視野を大きく広げ，箱の中から出ましょう．いつも同じ仲良しグループと話しているのではなく，もっと外に飛び出して，様々な分野の人たちと話をしましょう．

今後，公衆衛生人が地域でリーダーとなることがますます求められる時代になります．市町村の首長のポストにも，公衆衛生人がどんどん立ってほしいものです．もっと視野を広げ，リーダーたる自覚を持って，自らが世の中，今の社会の流れを変えるのだと気概を持ってください．21 世紀は，皆さんが誇りと情熱を持って，さらに活躍できる時代です．公衆衛生が躍進する時代です．

7

WHOにおける鳥インフルエンザ対策

2003年初頭に始まった21世紀最初の公衆衛生の危機であったSARSも，7月には制圧された．緊張の半年間が過ぎ，やっと一息つくことができた．ところがその年の暮れ，アジアを中心に多くの鳥が文字通りバタバタと死ぬ鳥インフルエンザの流行が始まった．

SARSを契機に，国際社会での感染症に対する取り組み・考え方は大きく変わった．SARSによる死亡者は約800人と比較的少なかったが，SARSがもたらした社会的・経済的影響は甚大だった．このため，それまで感染症などの問題は主に厚生省・医療関係者の“専売特許”だったが，SARS以降は，各国の首脳，外務大臣などが関心を持つようになった．

そうした背景の中，鳥インフルエンザの大流行が起きた．この鳥インフルエンザの原因ウイルス（H5N1）は，鳥の間の感染が主で，濃厚な接触がない限り人にはなかなか感染しない．しかしひとたび人に感染すると，致死率が60%と高いことがわかっていた．このため，このウイルスが人から人に感染する性質を獲得し，感染が世界的レベルで広がれば，多大な健康被害がもたらされるという懸念を多くの専門家が指摘していた．そこで国際社会は2004年から，ワクチン開発，タミフルの備蓄などを含む鳥インフルエンザ対策に取り掛かった．

私自身もWHOアジア地域の責任者として，国際会議を主催したり，発生国を訪れたり，日本への働きかけなどの対策支援を行った．

「縦割り」の壁の融合

鳥インフルエンザについては，アジア地域での感染の拡大と当該ウイルスのこの地域における“土着化”の懸念が現実のものとなり，H5N1型インフルエンザの「人」への感染例は，例えばベトナムでは2004年と同様，2005年旧正月の1月下旬から2月上旬を境に増加してきた(図1).

こうした状況にもかかわらず，家禽類の飼育方法の改善を含めた鳥インフルエンザの感染防止体制の強化について，FAO（国連食糧農業機関)，OIE（国際獣疫事務局）とWHOとの間の連携が必ずしもうまくいっていなかった．WHOが家禽類の感染防止対策に取り組むことに対し，FAOやOIEが警戒感を示していたのがその理由だった.

ところで，人への大流行を防止するためには，ワクチン供給や危機管理体制の整備といった，いわゆる「川下」の対策と同様に，鶏への感染自体を防止する，いわば「川上」の対策も重要である．そのために，例えば感染しても症状が出ない（不顕性感染）ため，感染の伝播に重要な役割を果たすアヒルと，鶏との接触をできるだけ避ける必要がある．十

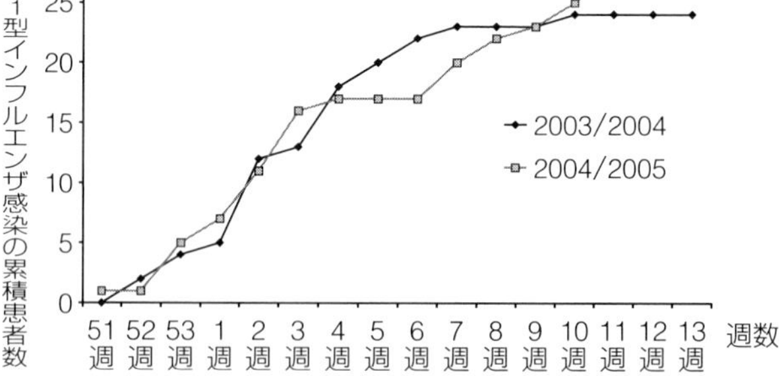

図1 ベトナムにおけるH5N1型の人への感染（累積).
前年とほぼ同様の患者発生の推移をたどっている.
(source : WHO)

分な資本のある大規模養鶏場では，2003年に頻発した養鶏場などでの鳥インフルエンザの大量発生を教訓に，こうした感染防止対策が行われた．その結果，ベトナムでは，「鳥」の感染の報告数は，1年前と比べ減少した（**図2**）．しかし，いわゆる「裏庭」で鶏を飼育している農家が多い農村地域では引き続き「鳥」への感染が継続しており，しかも，2005年になってからの「人」への感染例の大部分が，こうした地域で発生していた．

したがって，FAO，OIE と WHO が共同して家禽類の感染防止対策に取り組むことが問題の根本的解決の大きな鍵となるが，上述したように国際機関の連携は必ずしもうまくいっていなかった．

私は OIE の Bernard Vallat 事務局長との会談のため，パリへ飛んだ．2005年1月27日，会談は緊迫した雰囲気で始まった．私は，WHO が OIE や FAO の領域を侵犯する意図は全くなく，この未曾有の事態を前

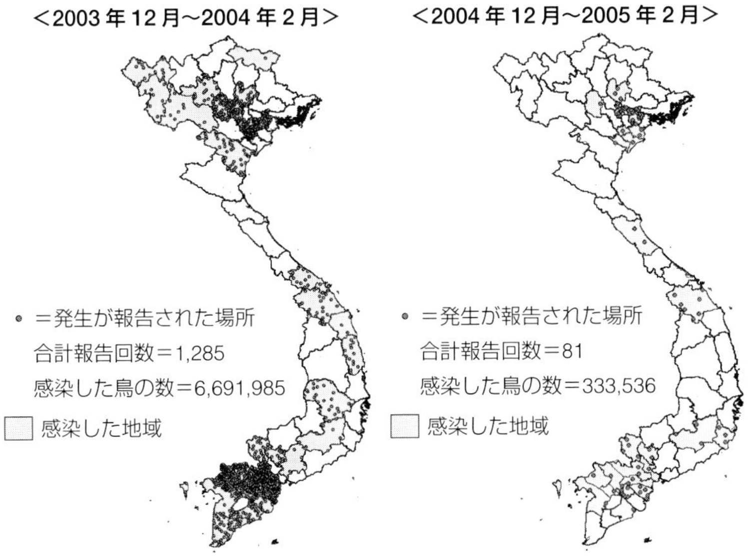

図２　ベトナムにおける鳥インフルエンザの発生状況（source：WHO）

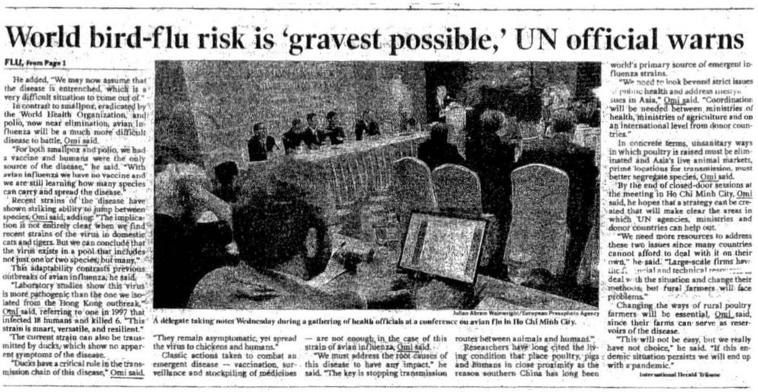

World bird-flu risk is 'gravest possible,' UN official warns

FLU, From Page 1

He added, "We may now assume that the disease is entrenched, which is a very difficult situation to come out of."

In contrast to smallpox, eradicated by the World Health Organization, and polio, now near elimination, avian influenza will be a much more difficult disease to battle, Omi said.

"For both smallpox and polio, we had a vaccine and humans were the only source of the disease," he said. "With avian influenza we have no vaccine and we are still learning how many species can carry and spread the disease."

Recent strains of the disease have shown striking ability to jump between species, Omi said, adding: "The implication is not entirely clear when we find recent strains of the virus in domestic cats and tigers. But we can conclude that the virus exists in a pool that includes not just one or two species, but many."

This adaptability contrasts previous outbreaks of avian influenza, he said.

"Laboratory studies show this virus is more pathogenic than the one we isolated from the Hong Kong outbreak," Omi said, referring to one in 1997 that infected 18 humans and killed 6. "This strain is smart, versatile, and resilient."

The current strain can also be transmitted by ducks, which show no apparent symptoms of the disease.

"Ducks have a critical role in the transmission chain of this disease," Omi said. "They remain asymptomatic, yet spread the virus to chickens and humans."

Classic actions taken to combat an emergent disease — vaccination, surveillance and stockpiling of medicines — are not enough in the case of this strain of avian influenza, Omi said.

"We must address the root causes of this disease to have any impact," he said. "The key is stopping transmission routes between animals and humans."

Researchers have long cited the living condition that place poultry, pigs and humans in close proximity as the reason southern China has long been world's primary source of emergent influenza strains.

"We need to look beyond strict issues of public health and address [illegible] issues in Asia," Omi said. "Coordination will be needed between ministries of health, ministries of agriculture and on an international level from donor countries."

In concrete terms, unsanitary ways in which poultry is raised must be eliminated and Asia's live animal markets, prime locations for transmission, must better segregate species, Omi said.

By the end of closed-door sessions at the meeting in Ho Chi Minh City, Omi said, he hopes that a strategy can be created that will make clear the areas in which UN agencies, ministries and donor countries can help out.

"We need more resources to address these two issues since many countries cannot afford to deal with it on their own," he said. "Large-scale firms have the f[illegible]ncial and technical [illegible] deal with the situation and change their methods, but rural farmers will face problems."

Changing the ways of rural poultry farmers will be essential, Omi said, since their farms can serve as reservoirs of the disease.

"This will not be easy, but we really have not choice," he said. "If this endemic situation persists we will end up with a pandemic."

International Herald Tribune

Julian Abram Wainwright/European Pressphoto Agency

A delegate taking notes Wednesday during a gathering of health officials at a conference on avian flu in Ho Chi Minh City.

ホーチミンでの国際会議（2005 年 2 月 24 日 International Herald Tribune）

に，共同で取り組む必要がある旨を強調した．会談が進むにつれ，雰囲気は次第に和み，Vallat 事務局長は，FAO と OIE が 2 月 23 日から 3 日間ホーチミンで会議を開きたいので，WHO も参加して欲しいと提案してきた．

私はこの会議が，家禽類の感染防止対策の重要性を 3 機関で確認し合い，戦略を世界に公表する絶好の機会と思い，私自身もこの会議に参加することにした．会議開催まで 3 週間しかなかったが（通常，複数の国連機関が参加する会議は，少なくとも半年程度の準備期間が必要），3 機関での相互協力と，それぞれの機関のスタッフの懸命の努力で，会議への参加の準備ができ，家禽類の感染防止対策に関する 3 機関の共同声明も出すことができた．事の重要性のため，会議について国内外のマスメディアでも取り上げられた（写真）．

カンボジアでの鶏をめぐる冒険

2005 年 2 月末に開催された上記のホーチミンでの国際会議終了後にそのまま，今年になって初めて人への感染例が報告されたカンボジアの首都プノンペンに飛んで，鳥インフルエンザ対策についてフンセン首相や保健大臣と会談した（余談であるが，鳥インフルエンザ対策の議論の後，たばこ対策に話題は移った．4 年前の会談の際，首相が「孫が誕生するのを契機に，煙草をやめる」と私に約束したことを思い出し，「その後，どうですか」と尋ねた．首相は，少々ばつが悪そうに「いや，まだ吸ってます．次にお会いするまでには止めるよう努力します」と応答したため，会議の場が和んだ）．

翌日，マニラへの飛行機の出発は午前 10 時 20 分だったので，朝，多少の時間の余裕があった．せっかくプノンペンまで来ているのだから，この時間を利用して，裏庭で鶏を飼っている典型的な農家を見学したいと思った．私はありのままの現実を知りたかったので，カンボジア政府には内緒で行くことに決めた．

土地勘のある WHO カンボジア事務所のスタッフと共に，ホテルを早朝 6 時に出て，プノンペン近郊の農家に出かけた．途中からは車を降りて，田舎道を 15 分程歩くと，一軒の農家に辿り着いた．その農家の主人（次頁写真の女性）の話では，昨年 10 月頃に突然 300 羽以上の鶏

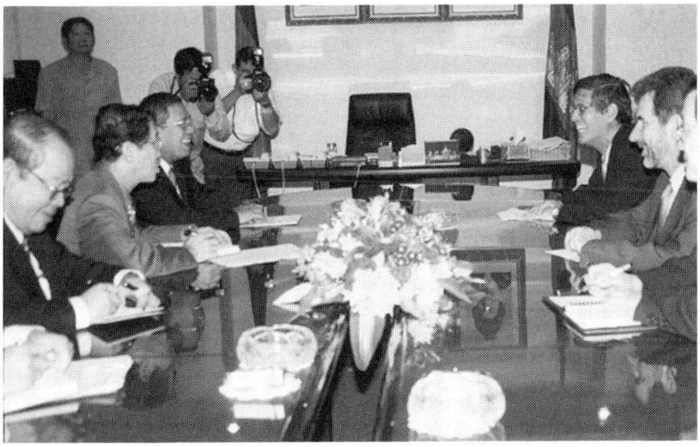

カンボジアのフンセン首相（左手一番奥）や保健大臣と鳥インフルエンザ対策について会談．右手一番奥が筆者

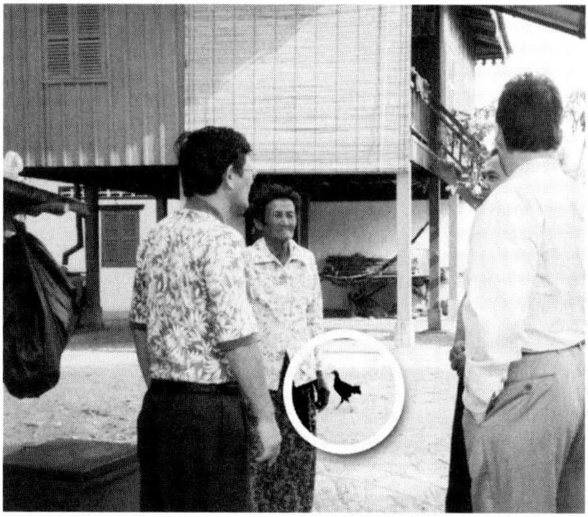

カンボジア・プノンペン近郊の農家を見学（○内は，残った3羽のうち1羽）．左の背中が筆者

が死んで，今はたった3羽の鶏しか残っていないとのことで，何が起きたかわからず，ただ途方にくれている様子だった．

さて，飛行機の時間も迫ってきたので，われわれは来た道に戻り，飛行場へと向かった．するとわれわれの前に，20羽程の鶏を籠に入れて運ぶバイクが見えてきた．私はWHOの運転手に，車をバイクと伴走させ，バイクの男性にどこに行くのかを聞いてもらった（ちょっと危険だったが…）．男性は，「市場に行く」と言う．ここから何分くらいだと聞くと，「10分くらいだ」と言う．飛行機の時間も迫っていたが，私はバイクを追跡することにした（次頁写真）．

しかしバイクは，飛行場からどんどん離れる方向に向かう．私は翌日マニラで，重要な会談に出席予定だったので，このままバイクの追跡をすべきか迷った．しかし，WHOに勤める者として，現場を見ることを優先し，WHOの運転手に「ともかく追跡して」と指示した．やっと市場に到達した（72頁写真）．市場では，女性が生きた鶏を屠殺し，羽毛を抜き，また素手で腸を引き抜き，さらに鮮血まで売っていた．そのと

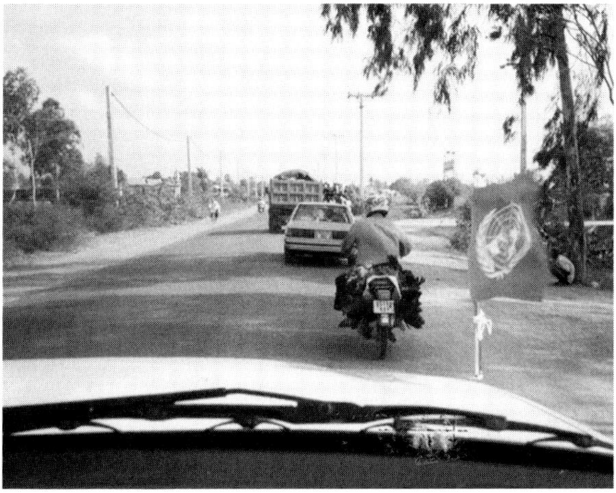

20 羽程の鶏を籠に入れて運ぶバイクを追跡

き，まさにあのバイクの男性が再び現れ，鶏を売っていた女性の夫であることがわかった．現在流行している鳥インフルエンザについて，夫婦とも全く無知であった．女性にお礼を言い，急いで飛行場に向かった．幸い，間一髪で飛行機の出発に間に合った．

私は，アジア地域での生活に密着したこの問題の根の深さを痛感して，帰途についた．

2005 年末，中国へ飛ぶ

中国は，もちろん世界一の人口を有する国だが，鳥の数もまた“べらぼう”で，計算上は中国人 1 人が平均して 10 羽の鶏を飼っていることになる．こうした中国で，2004 年から鳥の間で H5N1 型インフルエンザの流行が各地（2004 年には 51 か所，2005 年には 31 か所）で報告されていた．しかし，ベトナムやカンボジアとは異なり，人への感染例は報告されていなかった．

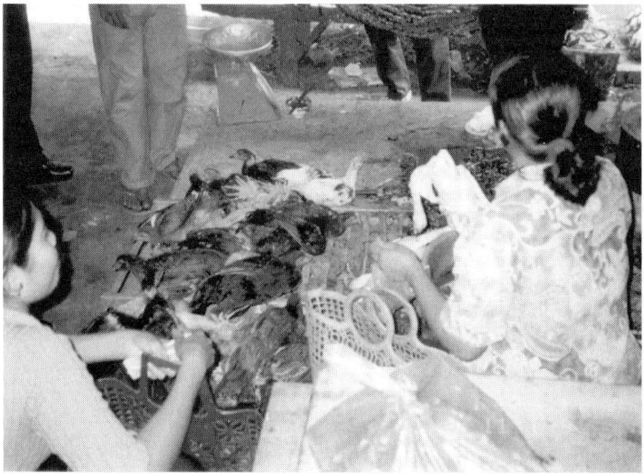

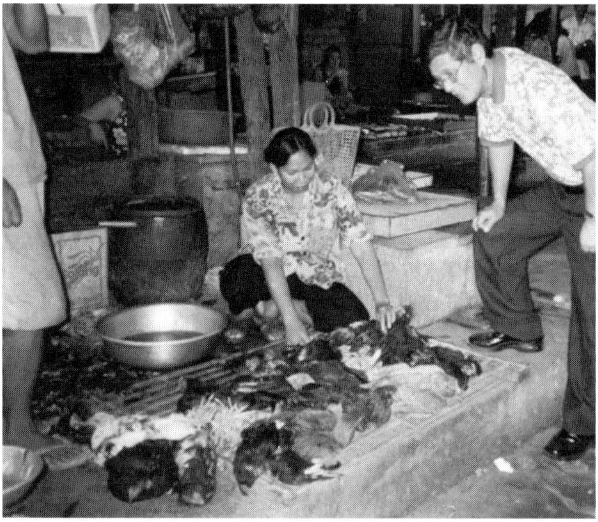

市場で鶏が売られている風景．下の写真の右端が筆者

ところが，2005 年 11 月になって，2 つの省（湖南省および安徽省）から，相次いで人感染例が報告され始めた（3 例）．ベトナムで旧正月の時期にかけて人感染例が増加した経緯を考えると，中国でも今後，さ

らに問題が深刻化する可能性が否定できなかった．実際12月に入ると，人感染例がさらに6例に増加した．したがって，2005年12月20日より急遽，中国へ“渡り鳥”することになった．訪問の目的は大きく2つあった．

① 人への感染があった現場を直接訪問し，草の根レベルにおける鳥インフルエンザ対策の実情を知ること．
② 中国政府，特に農林省の幹部と直接会い，感染した鳥から分離されたウイルス株をWHOに定期的かつ迅速に提供してもらうよう依頼すること．

12月21日，中国・北京から湖南省の省都である長沙市に飛行機で21時40分に到着．飛行場からホテルまでの約40分，WHOの中国駐在職員からブリーフィングを受ける．少し風邪気味だったが，鳥インフルエンザの視察に来て発熱していては冗談にならないので，この日は風邪薬を飲んで早く就寝した．

翌日，省都長沙市から車で約2時間かけて湘潭県へ到着．そこには日本の北関東の農村地域を思わせる風景が一面に広がっていた．地元の関係者の出迎えを受け，車を降りて両側を雑木林で蔽われた道を歩くこと5分，質素な2階建ての石塀で囲まれた農家に辿り着く．中国最初の人感染例が発生した姉弟の生家である．私はそこで感染経緯について，その家族から直接説明を受けた．

2005年9月中旬頃に，30羽ほどいる鶏のほとんどが病気になった．鶏をこよなくかわいがる12歳の姉と9歳の弟は，夕方になると弱くなった鶏を家の中に入れて“看病”にあたっていた．しかし，“看病”の甲斐なく，10月6日，家の中にいた数羽の鶏が死亡．この時点では，両親も村長をはじめとする村の人々も，誰もこの病気が世界の関心事である「鳥インフルエンザH5N1」である可能性については想像もしていなかった．

そして，姉が10月8日に重篤な肺炎症状を発症し入院，17日に死亡する．弟も10月10日に発病し，17日に入院したが，その後回復する．

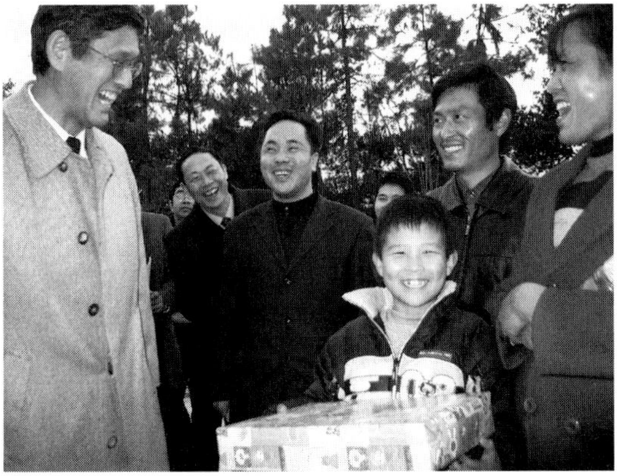

中国最初の人感染例が発生した姉弟の生家を訪れる．一番左が筆者

回復したこの弟は，今回の経験を通して，「将来医師になりたい」という思いを私に語ってくれた（写真中央の男の子）．子どもの話を聞いていた母親は大変嬉しそうだったが，会話が亡くなった姉の話題に移ると，目に涙を浮かべた．

今回の現地への訪問を通じて，草の根レベルでの鳥のサーベイランスの精度向上と，鳥インフルエンザに関する啓蒙が喫緊の課題であることが再確認された．

さて，訪問目的の2番目については，12月21日の湖南省訪問に旅立つ日の午前中，北京にある農林省オフィスを訪れた．この時点で，中国における鳥感染例からのサンプル提供は，2004年の51か所中5例のみ，2005年の31か所中では，今回の訪問時点で，遺伝子情報に関する情報の提供は数例あったものの，サンプル自体の共有は皆無だった．

国際会議やマスコミなどでも頻繁に取り上げられていたことであるが，鳥への感染であれ，人への感染であれ，得られたサンプルをWHOの検査ネットワークに速やかに共有することは，① ワクチンや治療薬などの速やかな開発，② ウイルスの変異の程度を迅速に把握するとい

WHO urges China to share bird flu samples

(Fri Dec 23, 2005 10 : 57 AM ET)

By Lindsay Beck

BEIJING (Reuters)-The World Health Organization urged China on Friday to share samples from its bird flu outbreaks in animals and warned that human cases could be going unreported because of its weak healthcare system.

Shigeru Omi, WHO regional director for the Western Pacific, said no viruses had been made available from China' s 31 reported outbreaks in poultry this year, despite requests to the Ministry of Agriculture.

"If we received these samples from animals we would know what kind of changes the virus is undergoing, which is very, very vital in fighting against any potential pandemic," Omi told a news conference.

"Time is of the essence," he said.

Scientists fear the H 5 N 1 strain of the virus could change from a disease that affects mostly birds into one that can pass easily between people, sparking a pandemic.

Two people have died from bird flu in China, out of 73 known fatalities in Asia. China has had four other confirmed human cases who survived the disease.

Omi commended China's Health Ministry for sharing data on samples from humans but said it was unclear why more animal viruses were not being shared.

China was widely criticised in 2003 for its cover up of the SARS virus, contributing to its eventual spread to 8,000 people around the world.

'ANYONE' S GUESS'

Omi said there was no evidence of a similar cover up of bird flu, but that a lack of training and capacity in the countryside meant human cases were probably under-reported.

"The quality of the surveillance is not sufficiently good. That is a fact. So therefore in my view it is conceivable that the system could miss some of the cases," he said.

う2つの観点から，きわめて重要であった．

　私は，面会した農林省の幹部に対し，同省の積極的な鳥インフルエンザ対策（感染した鳥の処分など）に対し感謝した上で，感染した鳥から分離されたウイルス株をWHOに定期的，かつ迅速に提供するよう強く要請した．彼らは，基本的にはおおむね了解してくれたが，その実行に向けての決意については必ずしも100%満足のいく回答ではなかった．なお，原稿を書いた2006年2月時点でも，中国からのサンプル提供はなされていない．

　一方，人感染例からのサンプルについては，中国厚生省の管轄下にある中国疾病対策予防センター（中国CDC）の協力によりWHOに提供されている．私は，12月23日に北京で開かれた記者会見の場でも，このサンプルの共有の重要性について強調した．

日本への働きかけ：国際会議の開催

　2004～2009年まで，WHOアジア地域の長（RD）として，国際会議を開催するなどの鳥インフルエンザ対策を推進してきた．その一環として2006年1月12日に，日本で鳥インフルエンザに関する国際会議が開催された．

　鳥インフルエンザがアジアを中心に拡大し，その対策に対する国際世論が大きくなり始めた2005年夏頃，私は日本に数回足を運び，政府高官と会合をもった．日本政府からの鳥インフルエンザに対する支援をお願いする目的だった．国際社会の中で，日本の指導力がやや翳りを見せている現在，鳥インフルエンザに対する支援が，日本の得意とする保健医療分野であることを考えると，この機会は，日本にとってそのリーダーシップを発揮する大きなチャンスであると強調し，特に以下の2点を訴えた．

① 早期封じ込めのための抗インフルエンザウイルス薬の発展途上国への供与と，アジア地域における専門家の継続的派遣と人材育成．特

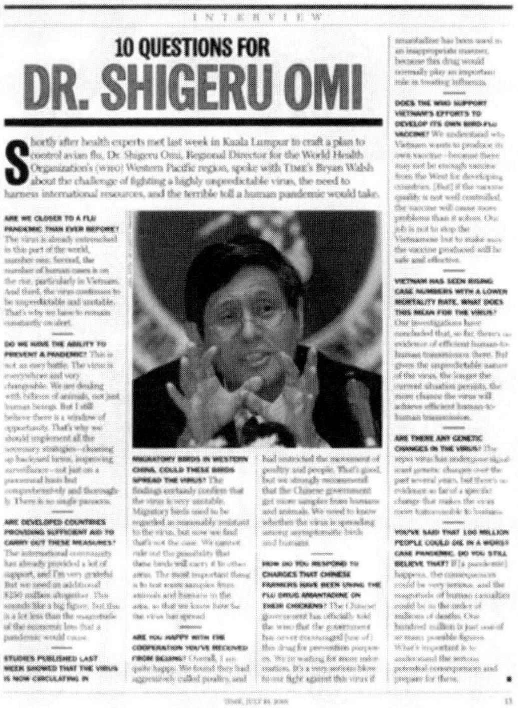
INTERVIEW

10 QUESTIONS FOR

DR. SHIGERU OMI

Shortly after health experts met last week in Kuala Lumpur to craft a plan to control avian flu, Dr. Shigeru Omi, Regional Director for the World Health Organization's (WHO) Western Pacific region, spoke with TIME's Bryan Walsh about the challenge of fighting a highly unpredictable virus, the need to harness international resources, and the terrible toll a human pandemic would take.

鳥インフルエンザ対策について米誌「TIME」に取り上げられた（2005 年 7 月 18 日）

に抗インフルエンザウイルス薬については，日本での流通量が世界の約８割を占めているとも言われており，この分野での日本の国際貢献が望まれていた．

② 日本で鳥インフルエンザの国際会議の開催，特に，早期封じ込めといった具体的課題に焦点を絞った形での会議の開催をお願いした．この時点で，アメリカ，カナダなどの主要国主催の鳥インフルエンザ会議がすでに開催されていたが，総花的な議論がほとんどで，具体的課題に絞った会議が開催されていなかった．

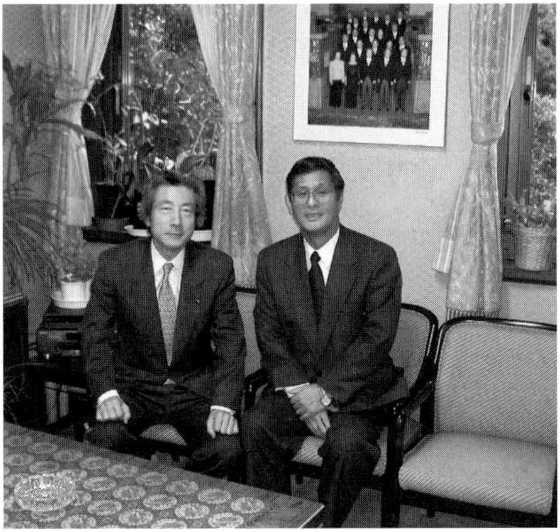

小泉首相（当時）と

2005年12月12日，マレーシアのクアラルンプールで開催されたASEAN＋3（日中韓）首脳会議で，小泉首相は抗インフルエンザウイルス薬50万人分のアジアへの供与を含む，鳥インフルエンザ・新型インフルエンザ流行に対する総額280万ドルの支援策について発表した．また同時に，2006年1月12日に，鳥インフルエンザの早期封じ込めに関する国際会議を，WHOとの共催で日本で開催することを発表した．

首相の発表の後，残された準備期間は1か月，しかもクリスマス・正月を挟むので実質2週間程度しかなかった（日本政府はこの期間働いたとしても，相手国が休暇に入っており，実質仕事は動かない）．しかし，首相の指示でもあり，必ず国際会議を成功させなければならない．日本政府とマニラおよびジュネーブのWHO職員の多くが，文字通り夜を日に継いで，クリスマス・正月休暇を返上して会議の準備にあたった．

2006年1月12日，東京・外務省で会議が始まった．短い準備期間にもかかわらず，東南アジアなどの約20か国，欧州委員会，アジア開発銀行などの多くの保健担当者が参集してくれた．メディアも注目し，多くのマスコミがこの会議について報道した．

会議では，ある特定の一地域で新型インフルエンザと思われる感染症が発生したと仮定し，その場所でウイルスを封じ込め，感染を世界に拡大させないための必要な対策について議論が行われた．

早期段階で感染を封じ込めるためには，様々なステップが必要になる．まず，新型インフルエンザと疑われる症例が発症した際に，当該国当局および WHO に対して，素早くその情報が報告される必要がある．その後，新型インフルエンザの真偽についての調査などの情報分析を速やかに行い，必要と判断されれば，人や物の移動を制限し，感染地域全体に抗ウイルス薬の投与を行うなど，早期封じ込め対策を行う．この患者の発症から対策までの一連の過程を 2〜3 週間以内で行わない限り，感染が拡大する可能性が高いことが確認された．加盟各国のサーベイランスの現状や検査所の能力などを考えると，極めて短い期間であるが，この機会を逃さず，封じ込めを行わない限り，大流行を防ぐことは難しいことが公式に初めて確認された．

台湾もこのときオブザーバーとして参加できた（中国も承認した）．

この会議では民間会社とも連携して，日本からアジアの発展途上国に抗インフルエンザウイルス薬 50 万ドースを寄付することが決まった．

日本におけるパンデミックインフルエンザ対策

2008 年 2 月 29 日に開催された「与党（自民党・公明党）鳥由来新型インフルエンザ対策に関するプロジェクトチーム」に招かれて講演をする機会を得た．その内容についてお話ししたい．

鳥インフルエンザ（H5N1）ウイルスによる人での症例発生については，世界レベルで継続しており，ウイルスは定着し増殖を繰り返している．また，遺伝子レベルは変異を続けている．人への適応力が増したと指摘する学者も一部いる．

ところで，図 3 を見ていただきたい．人での感染例は継続している

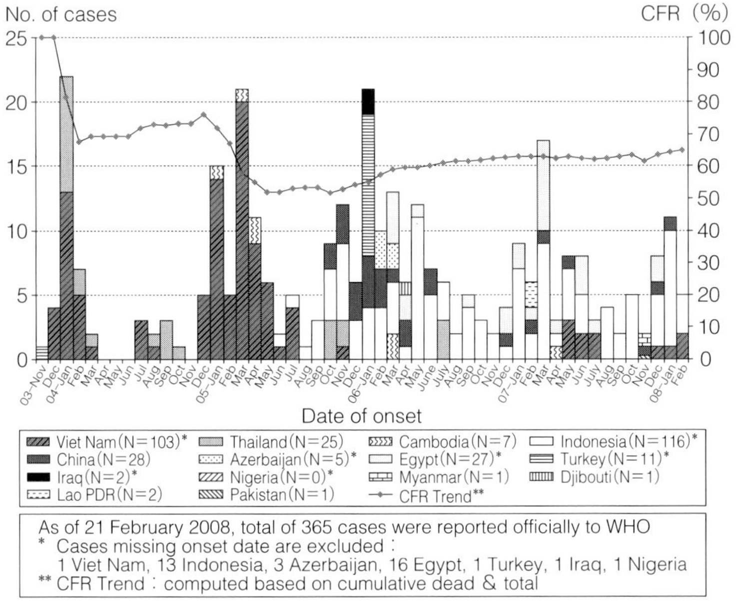

図 3　人鳥インフルエンザ（A/H5N1）症例　発生国・発症月別（N=329）（2008 年 2 月 21 日現在）（source：WHO）

が，致死率については，2005 年頃から，約 60% と高い水準で推移してきているのである．WHO ではこの致死率の変化を注意深く監視している．なぜなら，パンデミックが始まるときには，致死率が数 % まで下がるというのが，われわれの現在の判断だからである．その理由は，過去の新型インフルエンザの大流行における致死率が数 % であったという事実，さらに，致死率が現在の 60% ぐらいの高い率であると症状が重篤となり，人の移動が制限され，ウイルスの人から人への伝播が維持できなくなるという考えである．図 3 の致死率の変異を見ていただくと，2005 年はじめに，それまで 70% 近くあった致死率が急速に下がり始めた．この時期，われわれの事務局内では，ついにパンデミックを引き起こすウイルス株が出現したかと，緊張感が走った．結果的に死亡率は６割程度に留まり，パンデミックに進む危険性を避けられた点では大変に幸いであった．

以上のような状況から，パンデミックの可能性は相変わらず存在し，パンデミックに備えた対策強化が引き続き必要であるが，今のところ，鳥インフルエンザウイルス（H5N1）は，効率的な「人-人」感染を引き起こす能力は獲得していないと WHO では判断している．

次に対策を考える上でのポイントである．もちろん，新しい感染症であるが故に，不確定要素が多くあるが，以下，ある程度確実であると思われる３点を挙げる．

まず第１点は，先に述べたようにパンデミックに進む場合は致死率は数％に留まるであろうという点である．第２点は，仮に感染の初発地域で封じ込めがうまくいかなかった場合には，世界的な感染の拡大は免れないという点である．第３点は，パンデミック時には社会は混乱し，社会経済活動が麻痺するであろうという点である．

こうした点からすれば，対策の主要なポイントは，① 発生の初期に，迅速な封じ込め対策を試み，② 発生初期におけるピークの到来を避けるために，あらゆる手を尽くして感染被害の“波”を平坦化することである．これにより，③ 社会機能を維持し，被害（特に死亡率）を最小限に食い止めるのである（図４）．

さらに対策を考える上での疫学的な視点からの重要ポイントは，ウイルスのファクター（感染力，病原性）のみならず，感染者と非感染者の接触という人の移動のファクターが関係する点である．すなわち，感染症対策の中でも，感染者との接触機会をいかに少なくするかが，感染拡大を最小限に押さえ込む重要な鍵になる．

実際にどのような対策が必要になるのであろうか．パンデミックが始まると，事態は時々刻々と変化する．したがって，起こり得るそれぞれのシナリオと対策について，前もって共通認識を持っておく必要がある．

図５と表１に，世界的なパンデミックが発生する中で，日本の各関

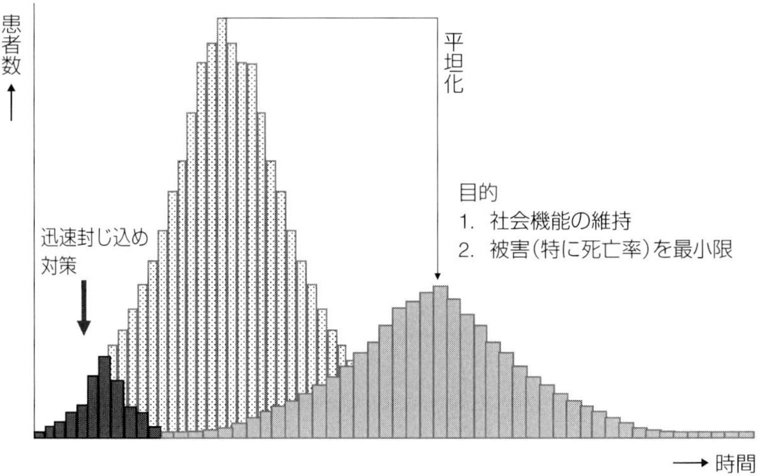

図4　対策を考える上での重要なポイント

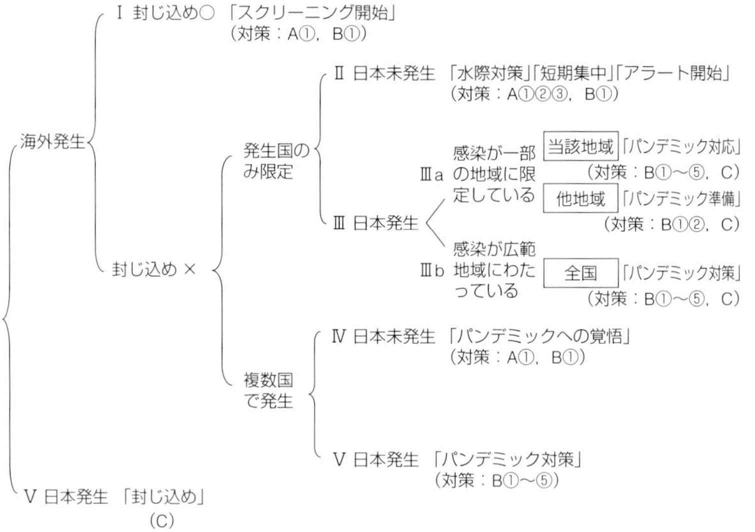

注)・上記対策は現在の知見に基づくものであり，実際の発生の場合は修正の可能性がある．
・○内の数字は，表1の数字に対応する．

図5　発生の場合分けと対策

表１　対策の主要ポイント

	目的	ポイント	考えられる対策
A	感染者の国内流入防止	水際での有症状者の発見	① 日本でのEntryスクリーニング（サーモグラフィーによる体温の測定） ・Fever(＋)—隔離 ・Fever(－)—フォロー ② 発生国から入国した者の隔離停留（熱の有無に関係なく） ③ 発生国からの直行便運行自粛の要請 ※在外邦人の帰国に関して：封じ込めゾーン内の者，発生国のExitスクリーニング陽性者の帰国は実質的に困難
B	社会機能維持，死亡者の低減（または条件が合えば封じ込め）	接触を最低限とし，死亡者数を抑制	① リスクコミュニケーション (A) 一般向け：的確な情報共有，市民への啓発，相互扶助 (B) 病院向け：パンデミックを想定した準備の開始 ② 学校閉鎖 ③ 地域での感染伝播の最小化：家族単位の自宅隔離・タミフルの配布 ④ 緊急医療体制の構築：重症者には必須医療（人工呼吸など）の確保，それ以外には，在宅医療・往診体制の確立 ⑤ 社会機能の維持
C	感染者の国外流出防止	水際での有症状者の発見	① 日本でのExitスクリーニング（サーモグラフィーによる体温の測定）

注）1. プレパンデミックワクチンおよびパンデミックワクチンについては速やかに，事前に決定された優先順位に基づいて接種する．
2. 上記対策は現在の知見に基づくものであり，実際の発生の場合は修正の可能性がある．
3. この表はすべての対策を網羅するものではない．

係者から見たシナリオと対策を示してみた．

まず，**図５**のシナリオⅠである．海外で新型インフルエンザの発生が確認され，当該国当該地域で封じ込めが成功されたと判断される場合である．この際には，日本においては，入国者のスクリーニングを行い，一般向け・病院向けに発生状況を的確に伝えることになる．

次にシナリオⅡである．海外での発生地域で不幸にも封じ込めが失敗したと判断されたものの，発生国に感染が限定され，日本では発生が確認されていない段階である．この状況のポイントは，短期的に集中した対策を行い，水際対策を徹底する点にある．この段階はそう長期間続くとは考えられない．感染者の国内流入防止という点からは，発生国から入国した者については，発熱の有無に関係なく，隔離停留を行い，健康監視を行う必要がある．さらに，当該発生国から日本への直行便については，運行の自粛を要請することも必要になる．

シナリオⅢは最初の発生国に続いて，日本が2番目の発生国として感染者が確認されてしまった場合である．まず，Ⅲaとして，感染が一部の地域に限定している場合，ここではすでに水際対策は意味を持たなくなり，対策の中心は発生地域ではパンデミック対応を，他の地域ではパンデミックに備えた対応を行う．発生地域では学校を閉鎖し，最初のケースについては医療機関にて確定診断を行うが，それ以後は，地域での感染伝播の最小化を図る点から，家族単位での自宅待機（隔離）を行う．家族内で感染者が出た場合も，重症者以外は在宅医療・往診で対応し，家族には医療関係者などが抗インフルエンザ薬を配布する．発生地域以外では，自宅待機（隔離）までは行わないものの，感染機会を極力少なくする点から，学校は閉鎖する．

なお，一部の学者によると学校を閉鎖することにより，感染のピークを平坦化し，被害を低く抑えることができることが指摘されている．

シナリオのⅢbとして，日本が2番目の発生国として，感染が広範な地域に亘っている場合，全国的に，上述Ⅲaの発生地域同様，学校閉鎖と自宅待機（隔離）を行うこととなる．

次にシナリオⅣであるが，海外で感染が初発後複数国で発生が確認され，日本でまだ発生が確認されていない場合である．たとえ2か国でも，WHOはこの状態を世界的なパンデミックが発生したと判断する．つまり，すでにあらゆる国で潜在的にウイルスの伝播が起こっており，世界的な感染拡大は時間の問題であると評価する．したがって，日本においても，水際対策自体はすでに意味を持たなくなり，パンデミックへの準備が主体となる．そして，日本で発生が確認された場合（シナリオV），パンデミック対応として，社会機能維持・死亡者の低減を最大限図るため，学校閉鎖，家族単位の自宅待機（隔離）を行うことになる．

以上の対策において，ワクチンや抗インフルエンザ薬が対策の重要なツールであることは論を待たない．しかしながら，ワクチンや抗インフルエンザ薬は時間的・量的な制約条件がある．このため，大規模な感染者が発生するパンデミックの状態では，感染機会を少なくし，その上で死亡者を少なくし社会機能を維持していくために，隔離や検疫など，19世紀的な公衆衛生的手法が極めて重要なのである．

パンデミック対策で重要なことは，全国民（公的機関，保健医療関係者，一般国民など）がこうした状況の危機意識と対策について共通認識を持ち，それぞれが役割を果たすことにある．

以上，必ずしもすべてがWHOの公式見解ではないが，日本の対策のさらなる議論に資することを期待して述べた．

日本の対策は世界的に見れば，トップ集団の中にある．日本がこの分野で引き続き国際社会でリーダーシップを発揮することが，日本の国民の安全にも直結するものと考えている．

日本の首長への働きかけ

2008年には，私は2回日本を訪れ，大阪府の橋下知事と兵庫県の井戸知事に直接お会いする機会があった．パンデミックインフルエンザが起きた時の対応について2人の知事から聞かれたので，私は学校閉鎖が死亡者数をいかに減らすかを示す，あるグラフをお見せした（図6）．そして「感染の初期段階でなるべく早く，学校閉鎖をしてください」とお願いした．そしてその翌年に，まさにその大阪府と兵庫県で，学校の生徒を中心に日本初の新型インフルエンザの流行が始まった．橋下知事と井戸知事はそれぞれ学校閉鎖を徹底的に実施した．第8章のまとめ（103頁）に述べたごとく，2009年に発生した新型インフルエンザの大

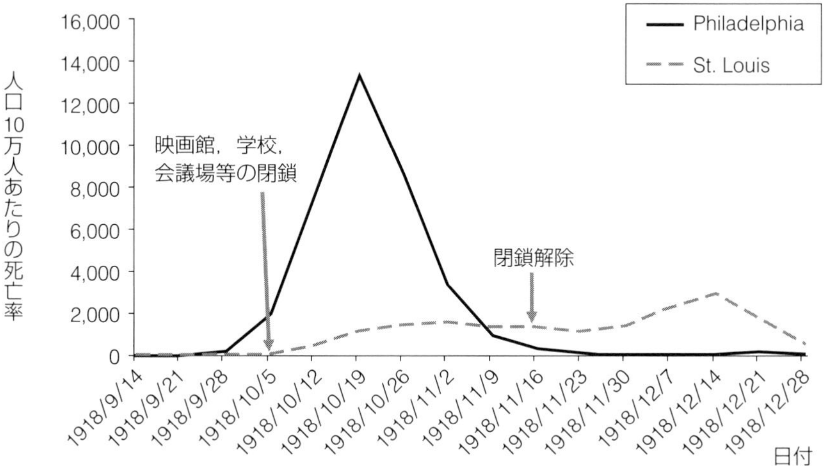

図 6　スペインインフルエンザにおけるフィラデルフィアとセントルイスの死亡率比較（Hatchett RJ, Mecher CE, Lipsitch M : Public health interventions and epidemic intensity during the 1918 influenza pandemic. PNAS 104 : 7582-7587, 2007）

流行は，兵庫県と大阪府で実施された学校閉鎖を含む強力な公衆衛生対策によって一旦は“封じ込め”られたことが，国立感染症研究所の調査で明らかになっている．

繰り返しになるが，私は 2008 年は 2 回しか日本を訪れておらず，知事にはこのお 2 人にしか会っていない．今振り返ってみると，最も必要な出会いが絶妙なタイミングで訪れたことに，私は不思議な縁を感じている．

以上は私が WHO 西太平洋地域事務局長（RD）としての任期終盤の仕事であった．私が WHO で働いた任期は，一スタッフとして 10 年，さらに RD として 10 年．20 年間の様々な出来事が脳裏に去来してくる．40 歳で WHO に赴任した私も，すでに還暦を迎えた．いささかの感慨を覚えざるを得ない．20 年に亘る WHO の生活を，2009 年 1 月 30 日に終えた．

8 日本における パンデミックインフルエンザ対策

20 年間の WHO 生活を終えて 2009 年 1 月 31 日に本拠地であるマニラから厳寒の日本に戻ってきた．栃木県内の母校・自治医科大学の勤務が決まっていたので，大学近くに家を借りて住むことになった．まだ荷物が届いていない初日の夜，冷えきった身体を温めるため風呂に入ろうと思ったが，なんと故障していた．土曜日だったので修理屋は休み．“飛んだ”帰国第 1 日目であった．

2 月 2 日から大学での仕事が始まり，少しずつ日本の寒さにも慣れてきた．4 月上旬には桜吹雪の中，入学式に教員の立場で参加した．母校の校歌を久しぶりに聞き，思わず目頭が熱くなり，やっと日本に帰ってきたと実感した．

20 年にもわたる WHO での感染症との闘いを含め WHO アジアの責任者としての重圧から解放され，やっと落ち着けるのかと思っていた．

ところが，2009 年はじめにメキシコで始まった豚由来の新型インフルエンザ（H1N1）は，4 月になると感染の勢いがさらに増し，4 月 27 日に，WHO は“人から人への感染”が始まったと公式声明を出した．それを受け，日本においても 4 月 28 日には成田国際空港での重装備の，いわゆる水際作戦が開始された．翌 29 日，私は内閣府から非公式に電話を受け，30 日には当時の麻生首相の名前で日本政府新型インフルエンザ対策本部専門家諮問委員会委員長を任命された．20 年もマニラにいて，なぜこの私が日本に戻ってたった 3 か月しか経ってないこの時期

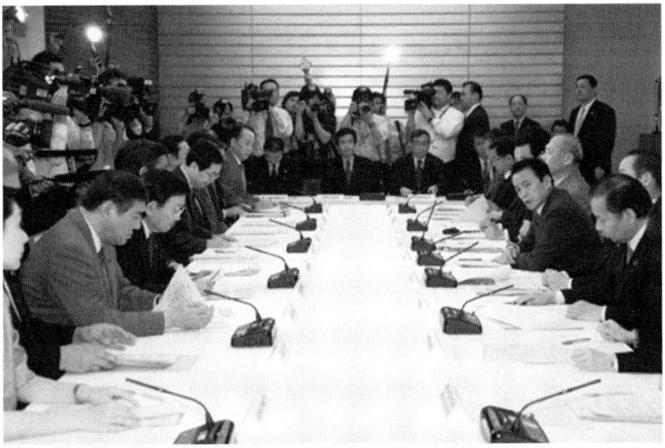

専門家諮問委員長として麻生内閣の対策本部会議で報告（左手前から小渕優子内閣府特命大臣（少子化対策・男女共同参画），石破茂農林水産大臣，与謝野馨内閣府特命担当大臣（金融），4人目の“頭”が筆者，その隣が斉藤鉄夫環境大臣，右手前から3人目が麻生太郎内閣総理大臣，その隣が舛添要一厚生労働大臣）

に，再び感染症と向き合うことになるのか．私の友人の中には「お前がパンデミックを日本に持ってきたのではないか」と冗談を言う者もいた．

こうして政府の第1回新型インフルエンザ対策本部専門家諮問委員会（以下，専門家諮問委員会）が5月1日に開催された．

私が専門家諮問委員会の委員長として経験した，日本における新型インフルエンザ対策についてお話ししよう．

総括

今回のわが国の新型インフルエンザ対策は，いわゆる“水際作戦”，学校閉鎖，医療供給体制，ワクチン，リスクコミュニケーションなどのあり方について，国民的な議論・関心の対象になった．しかし，特に初

表１　第１回政府新型インフルエンザ専門家諮問委員会（５月１日）会合で専門家諮問委員の行った提言の骨子

新型インフルエンザの病原性，感染力等について： 致死率はメキシコとそれ以外でばらつきがあることを踏まえ， ① 季節型インフルエンザ対策を少し強めるイメージであること ②「基本的対処方針」に基づく諸施策，「行動計画」等が H5N1 を対象とした厳しい内容のものだが，地域の実状に合わせ，自治体が弾力的に運用できるようにすべき ③ いったん，国内に感染が入れば a. 水際対策の意味がなくなるので，国内対策などへの迅速なシフトが必要 b. 軽症患者も全部病院が診ると病院はパンク，通常の患者は最初から自宅療養

期において，例えば，“水際作戦”がどのような背景および過程で実施されたかなど，あまり一般には知られていなかった．内閣官房に設置された専門家諮問委員会の委員５人（岡部信彦氏，河岡義裕氏，川名明彦氏，田代眞人氏，筆者）は，学校閉鎖，医療供給体制などに関する政府の政策決定に，一定程度関与することとなった．

われわれ委員の役割は，基本的には政府から示されたテーマあるいは案について，見解を述べることであった．例えば５月１日の第１回会議では，政府がすでに作成していた“基本的対処方針”について意見を求められたので，その実行においては，弾力的に運用すべきこと，“水際作戦”は早晩意味がなくなるので，国内対策への迅速なシフトが必要であることなどを提案した（**表１**）．その他，ワクチンの優先順位，接種回数など，いくつかの重要なテーマについて意見を求められた．しかし，いわゆる“水際作戦”を開始するかどうか，あるいはワクチン輸入の是非についての議論には，われわれ専門家諮問委員の意見を申し上げる機会はなかった（“水際作戦”は，われわれが諮問委員に任命された時点では，すでに始まっていた）．

また，政府の専門家諮問委員の仕事とは別に，厚生労働省が行った様々な公式・非公式会議にも同時に出席をし，われわれの意見を述べさせていただいた．もちろん，最終決定は政府が行った．

今回の新型インフルエンザの特徴は，以下の4点であった．

① 季節性インフルエンザ同様に感染力は強い．
② 感染者の多くは軽症のまま回復する．
③ 抗インフルエンザ薬が有効など，季節性インフルエンザと類似点が認められた．
④ 基礎疾患のある成人，妊婦，一部の健康な小児では重症化する傾向がある．

したがって，今回の政府の対策の最大目標は，感染のさらなる拡大を防ぎ，上記④のグループが重症化・死亡することを防ぐことであった[1)]．こうした中，WHOの2009年11月公式発表によれば，人口10万人あたりの死亡率は，日本：0.2，アメリカ：3.3，オーストラリア：8.6，アルゼンチン：14.6と，わが国の死亡率は諸外国の中で最も低く，またアメリカなどで見られた第2波も経験しなかった．重症化，死亡の防止という目標については，おおむね達成できたと考えてよいと思える．

その理由については，さらなる研究が必要であろうが，以下の3点が挙げられよう．

① 感染者の多くに抗インフルエンザ薬が投与されたことに示されるように，諸外国に比べて優れたわが国の医療体制および関係者の努力
② 早期に広範に行われた学校閉鎖
③ 手洗いの実行，マスク使用など，国民の高い健康意識

諸外国に比べ圧倒的に低いわが国の死亡率は，地域の医療関係者を含め，国民全体の努力がもたらした成果と言える．

しかし，感染症対策の実行の過程で様々な混乱や地元の関係者への過剰な負担など，様々な問題点が指摘され，次回のパンデミックに備え，

改善すべき多くの点も明らかになった．

また様々な不安・不満を含め，対応が過剰であったなど，多くの批判があった．こうした様々な課題・問題点をいくつかのカテゴリーに分けて振り返ってみよう．

水際作戦の背景

一般にはよく知られていない“水際作戦”の背景について述べよう．

高病原性の新型インフルエンザのシナリオを基に，機内検疫，停留，健康監視など，いわゆる強力な“水際作戦”を想定した行動計画は，今回の新型インフルエンザパンデミックが起こる前の2009年2月に日本政府によって決定されていた．この行動計画によれば，WHOがフェーズ4（人から人への感染が確実になった時期）の宣言を行い，新型インフルエンザと厚生労働大臣が判断すれば，ただちに“水際作戦”のボタンが押されるべく規定されていた．そうした背景のもと，WHOが4月27日にフェーズ4の宣言を行い，さらに翌日厚生労働大臣が新型インフルエンザと判断し，“水際作戦”のボタンが押された．

4月27日の時点では，疫学情報には不確定要素が多く，WHOの情報でも，メキシコでの死亡率は27%であった．アメリカは1%で，致死率についても国によってばらつきがあった．

パンデミック初期の4月末の時点では，感染者数・死亡例数，死亡率を正確に把握することはきわめて困難だったため，WHOをはじめ，多くの専門家は，メキシコなどからの限られた疫学情報を基に，高い病原性を想定せざるを得なかった．一部のウイルス専門家には，4月24日，米国CDCが発表した塩基配列などの解析を基に，病原性は必ずしも高くないと判断した人もいたが，4月末の時点で，今回の新型インフルエンザを季節性インフルエンザ並みと断定する疫学的根拠はきわめて乏しく，厚生労働大臣が新型インフルエンザと判断したことは，危機管理上おおむね妥当だったと言える（事実，流行が収まってみると，結果的に

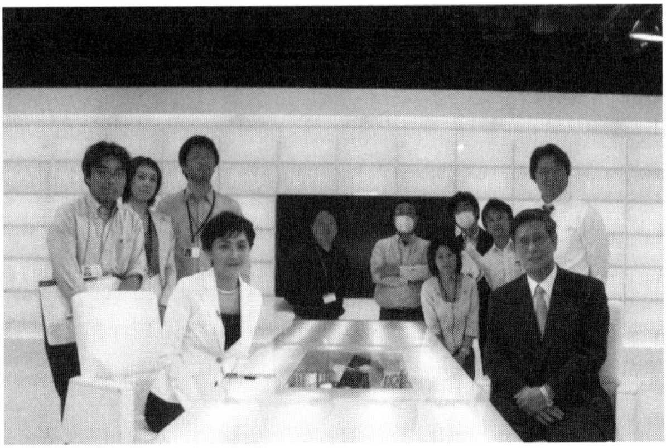

NHK クローズアップ現代「どう対応　国内感染拡大」．一番右が筆者，机をはさんで向いが国谷裕子キャスター（出演後スタジオで，2009 年 5 月 18 日放送）

は感染者の多くが軽症で終わったが，全年齢層に同様に死亡例が見られている点や，季節性では普通遭遇しない 30〜50 代の死亡者が出ている点，さらに，脳症が年長児〜成人にまで見られるなどの点で，明らかに季節性インフルエンザとは異なっていた[2)]．

なお，上記 2009 年 2 月に作られた日本政府の行動計画では，機内検疫，停留など，最も厳しい“上限の対策”が規定されていたが，状況次第では“それ以下”の柔軟な対策を採ることも可能であると記載されていた．ただし，具体的な緩和策については明示されていなかった．

水際作戦に対する専門家委員会の提言

上記のごとく，すでにわれわれが任命される前から政府による水際作戦が始まっていたので，それをいかにソフトランディングさせるか（少しずつレベルを下げていくのか）が，委員会の最初の大きな課題の 1 つであった．

いまだ不確定の情報の中で行われた5月1日の第1回専門家諮問委員会が開かれた．この時点でのわれわれ専門家諮問委員会の判断は，今回のインフルエンザ対策は，季節性インフルエンザ対策に比べ少しだけ強めるイメージであること．提言としては，いったん国内に感染が入れば水際作戦の意味はなくなるので，国内の地域における感染対策に迅速にシフトすることが重要であると強調した（**表1**）．

さらに5月4日に，われわれはWHOとの電話会談を行い，今回の新型インフルエンザは上記の“行動計画”が想定したほどの高い病原性を有していないことがわかってきた．したがって，私は厚生労働省の幹部と行った5月5日のブレインストーミングを目的とした会議において，早晩国内発生があるだろうから，徐々に国内対策にシフトする必要，および検疫の縮小を提案した．事務局も了解し，連休明けには水際作戦の規模を縮小するつもりだとわれわれに伝えられた．

なぜ水際作戦は5月22日まで引っ張られたのか

厚生労働省の事務局も上述のごとく5月の連休明けには水際作戦を縮小するつもりであった．しかしながら水際作戦の縮小はスケジュール通りには行われなかった．その理由として，5月8日になって成田空港の検疫所で4名の感染者が確認・検知されたことで国民の検疫への期待が高まったために，検疫の中止が先送りされたという印象を持っている．

今回の新型インフルエンザ流行のために実施された水際作戦の効果については，きわめて限定的であった可能性が強い．しかし，この限定的な効果を上げるために，膨大な資源と時間が投入された．検疫所における資源の投入についてはもとより，地域における健康監視のためなどに投入されたエネルギー，時間は膨大で，関係者に過剰な負担がかかった．つまり，投入した資源と比べた対費用効果は，低かったと言える．

次回への重要な教訓は，パンデミックの初期には疫学情報が不確実なので，最悪のシナリオを想定せざるを得ないことを，皆が認識する必要があるということである．さらに感染性を縦軸に，致死率，入院率，病原性などヘルスインパクトを横軸にしたマトリックスを作り，どのような場合に水際作戦をどの程度行うか，大まかにでもあらかじめ議論しておくことが，感染状況が明確になった時点での対策を考える際に重要である．その際，一般的な記述では実際的ではないので，今回のインフルエンザ並，あるいはアジア型並，SARS 並など，既知のものを参考にしながら作成すると，実際的なものになるだろう．

学校閉鎖

学校閉鎖については，2つの批判があったと思う．広範な学校閉鎖のため，学校教育に支障があったという点と，学校・保育施設などに通う生徒・児童の父兄が働いている場合，その勤務について各事業所などにより適切な配慮が行われたかの点である．この2点については，われわれ専門家委員会も十分認識していたが，以下の理由により，特に流行初期に広域の学校閉鎖を強く国に勧めた．

① 今回は死亡者重症化を減らすのが目的であった．

② 過去の経験によれば，学童が感染の広がりに重大な役割を果たし，特に感染の初期に行われる学校閉鎖により，地域への拡大が制限され，死亡率の減少が期待できる．

学校教育への支障については，夏休みなどの前倒しという考えをすれば，企業活動に比べ影響は少ないと考えた．生徒・児童の父兄の勤務についての影響は，各事業所への配慮をするようわれわれも提案した[1]．もっともこうした配慮が実際にどの程度実行されたかについて確かな情報はないが，学校閉鎖が諸外国に比べ，徹底的に行われたことは間違いない．すでに行われた研究[3]によれば，国内の初期の感染地域である神戸，大阪地域のみならず，その後も全国において広範な学校閉鎖が行われたため，地域への感染が他国に比べてある程度コントロールでき，致死率の高い高齢者を含む成人，あるいは乳幼児への感染が抑えられた可能性があると指摘している．またWHOも，パンデミック初期に行われた学校閉鎖が，わが国の疫学曲線にインパクトを与えたという見方を示していた．しかし，生徒・児童の父兄の勤務についての影響，また学校閉鎖が過剰に行われたという批判もあったことを考慮して，どのような場合に，どのようなレベル・範囲で学校閉鎖を行うか，あらかじめ議論しておくことが必要であろう．

医療体制

医療体制については，以下の2点が最も困難な点であった．

① すでに述べたように，今回のパンデミックが始まる前に，すでに“行動計画”が策定されていたが，その“行動計画”によれば，流行の初期には，感染者は症状が軽くてもすべて感染症指定病院に措置入院すること，さらに，蔓延期になれば措置入院を解除することが規定されていた．そうした背景の中，すでに地域の保健医療関係者に過大な負担がかかっていた大阪・兵庫では措置入院の解除を求める声が強くなってきた．しかし，一部の地域で措置入院を解除すれば，日本全体が蔓延期に入ったとのメッセージになりかねないというジレンマが政府内にあった．

② われわれ専門家諮問委員は，第1回の5月1日の会議（**表1**）で，すでに“行動計画”はH5N1を想定した厳しい内容のものであるが，地域の実情に合わせ自治体が弾力的に運用できるようにすべきこと，また，いったん国内に感染者が出れば，軽症患者も全部病院に入院すると病院はパンクするので，通常の患者は自宅療養すべきことを提案した．また，5月5日には，“ブレインストーミング”を目的にした専門家諮問委員会の打ち合わせ会においても，発熱外来については地域の実情に応じて各自治体が判断することの重要性についてなどを指摘した（**表2**）．しかし，このメッセージが十分に地域に伝わらなかったと同時に，そもそも医療体制の整備について，国およ

表2 “ブレインストーミング”を目的にした専門家諮問委員会の打ち合わせ会（2009年5月5日）

以下の点について提案（骨子）

① 医療従事者への抗インフルエンザ薬の予防投与については，原則として国内発生早期においてウイルスに感染した可能性が高い場合には行うが，蔓延期では行わない．

② 患者の濃厚接触者への抗インフルエンザ薬の投与については，国内発生早期については行うが，蔓延期では行わない．

③ 発熱外来については，地域の実情に応じて各自治体が判断することが重要．

④ 検疫については，国内対策に傾注していく必要があり，特に医療従事者等，国内の活動に必要な資源を確保する観点からも，強化されている検疫の規模を縮小していく必要がある．

び地方自治体の権限，役割分担が不明確であった．

上記①②の背景を基に，5月15日，5月16日の第3回，第4回専門家諮問委員会では，国内患者発生時に備え，地域の実情に応じた弾力的な運用の必要性をさらに確認した（たまたま15日深夜での会議中に国内第一発生者の報告があった）．さらに5月17日，19日にはわれわれ専門家は政府事務局と議論を重ね，地域を2つに分け，感染が拡大しているところでは，措置入院などの解除の必要性について提案した．そうした経過を踏まえ，5月21日，政府は運用指針の改定を行い，地域は2つに分かれ，感染地域では措置入院などを解除されることになった．パンデミック開始前にすでに作られていた“行動計画”を，いかに実情に適応させるか，そのために採られた，必要かつ合理的な段階であったと思う．しかし，政府の運用指針改定がより早期にできたはずだという批判もあり得よう．この間，特に大阪・神戸などの地域関係者に過剰な負担がかかったことは，すでに述べた通りである．ここから得られる教訓は，以下の2点であろう．

① リスクコミュニケーションのあり方の改善

5月16日付の国の“「基本的対処方針」の実施について”という正式文書によっても，地域の医療体制については，地域の実情に合わせて行うと明記している[1)]が，そのことが地方自治体に明確に伝わらなかった．効果的なリスクコミュニケーションのあり方について，国をあげて議論すべきであろう．

② 国と地方自治体の役割分担を明確にすること

今回も一部の県では5月21日の政府の運用指針の改定の前に，県独自の判断で柔軟な対策を採ったところもあった．ただし，地方自治体への権限の移譲について不明確であったため，その他の県では独自の判断を下すことなく，国の指示に従ったようである．次回のパンデミックに備えて，国と地方自治体の役割，権限などについて明確にしておく必要がある．ただし，この議論においては，人的資源が県によって異なる点を考慮する必要がある．

日本はワクチン後進国

従来わが国においてはワクチンの効果は十分認識されず，稀に発生する副反応だけに国民的関心が向く傾向にあった．例えば，インフルエンザワクチン後の急性脳症発生とインフルエンザワクチンの効果に対する不信から集団接種が中止となり，インフルエンザワクチンの接種率は1980年代に入ると急速に低下した．それに伴い，国内ワクチンの生産能力も著しく低下してきた．

こうした背景の中で，ワクチンの輸入が議論され始めた．当初わが国のみならず多くの欧米諸国では，ワクチンの収量（ウイルスを有精卵に注入して生産できるワクチンの量）が低いこと，さらに多くの人に免疫がないということが前提で2回接種が想定されていた．この想定のもとに，国は危機管理の一環として，ワクチンの海外輸入を考慮したと思われるが，海外ワクチンメーカーとの交渉はわが国における感染の実態

（重症度，感染力など）がいまだ不明確な時期に始まったと思われる．交渉を感染の実態が明らかになった時点で始めたのでは遅すぎたであろう．国が輸入という選択肢を早い時期に考慮したことは，国民の健康を預かる当局としては妥当であったと思われる．しかし，ワクチンの輸入に関する議論がどのような形で行われたかが不明確であった．ワクチンの専門家との協議も不十分であった．次回は，意思決定のプロセスを明確にする必要があろう．ちなみに，ワクチン輸入に関する意思決定には，われわれは関与していなかったが，政府により輸入の意思決定がある程度なされてからは，以下の3点について，鳩山総理（当時）や長妻厚生労働大臣（当時）も出席された政府の対策本部の会議（2009年10月1日）を含め，様々な場所で提案を行った．

① 国内ワクチンは，基本的には無条件に使うが，輸入ワクチンについては，安全性，あるいは感染の状況などを考慮し，最終判断を行う．つまり条件的使用．
② 輸入する場合は，日本がワクチンを独占するという非難に応えるため，別途発展途上国への新型インフルエンザワクチンの供与を考える．
③ 輸入ワクチンの安全性，有効性について，わかり次第，国民に情報を公開する．

ワクチン接種回数の混乱

国が健康な成人200人に対して行った新型インフルエンザワクチンの臨床試験の結果および海外データを基に，2009年10月16日に行われた厚生労働省主催の会議で，われわれ専門家諮問委員および，専門家諮問委員のメンバーではないがワクチンに詳しい専門家は，今回は小児を除き，妊婦，基礎疾患を有する人を含み，成人に対しては基本的には1回接種で十分という判断を示した．

1回接種で十分とした判断の根拠は，以下の6点である．

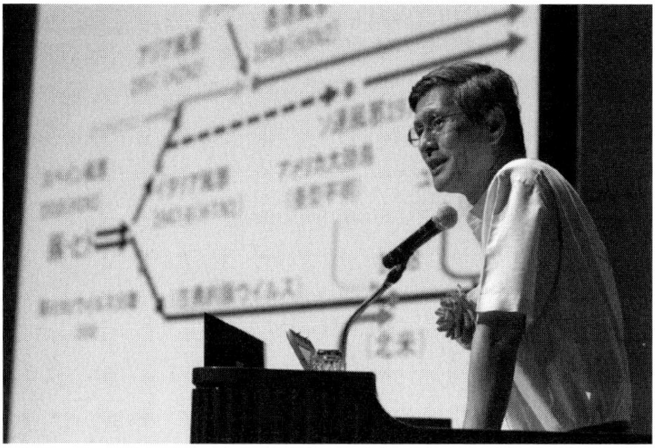

新型インフルエンザについて講演する筆者（2009 年 6 月 29 日，有楽町朝日ホールにて）

① わが国の臨床試験において，1 回接種で国際基準を十分クリアするほどの良好な抗体上昇が認められた．オーストラリア，アメリカでの臨床試験でも同様の結果が得られた．
② 妊婦についても，インフルエンザワクチンに対する反応は健康な成人と変わらないことが過去の経験でわかっていた．
③ WHO やアメリカなども新しい臨床試験の結果を基に 1 回接種を提言している．
④ すべてのカテゴリー（妊婦，糖尿病，ぜんそく，がん，など）に臨床試験を実施するのは，危機管理の点で実際的ではない．
⑤ 国産であれば製造方法は季節性インフルエンザワクチンと同様である．
⑥ 接種回数について早く決断しないと医療現場は混乱する．

しかし厚生労働省の判断は次の 2 点に集約できた．

① 健康な成人に対する検査結果を妊婦および小児（中学生以上）にも適応するのは，科学的ではない．
② 専門家の判断が 100% 正しいという保証はない．すぐに判断する必

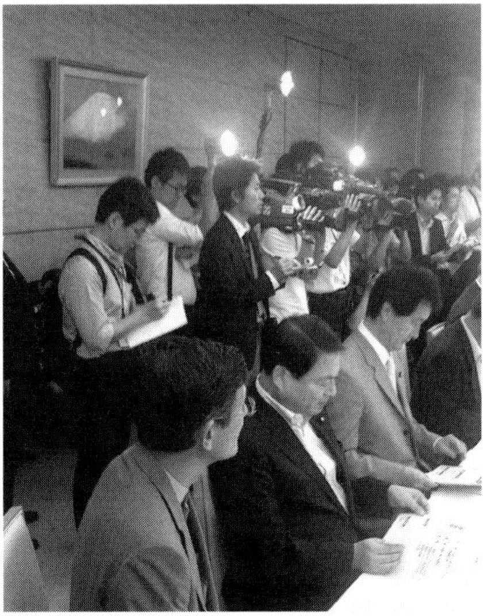

菅内閣の政府インフルエンザ対策本部会議で報告，一番手前が筆者（官邸 4 階にて，2010 年 8 月 27 日）

要がないのでじっくり検査すべきだ．

ということで，われわれの提案は一時棚上げとなった．しかしその後，健康成人に対して行われた 2 回目接種によっても，追加の抗体上昇が認められなかった．つまり 1 回接種で上限界まで達するほど良好な抗体上昇が見られたということで，妊婦などの 1 回接種が正式に政府によって決定された（11 月 11 日）．ちなみにほぼ同時期に妊婦に対して行われた臨床試験の結果でも，妊婦の抗体上昇も健康成人のそれと同程度であった．今回のこうした混乱の背景には，政権交代直後の政治家と官僚群との微妙な関係があったことは間違いないであろう．また関係者の間の議論で，“エビデンス”と“エビデンスの判断”の混同があった．教訓は，医療関係者，地方自治体，専門家，官僚などによる技術的議論の後，より速やかな最終的政治的判断がなされる仕組みの構築であろう．

また，1 ml，10 ml バイアルについても混乱があった．われわれ専門家は当初より 10 ml バイアルの使い勝手の悪さを認識していたにもかかわらず，10 ml バイアル，1 ml バイアルの併用を提案した主な理由は，なるべく早くワクチン生産が完了し，ワクチン対象者に届くことが期待される中，1 ml バイアルに比べ 10 ml バイアルが，より早く，より多く製造できるということであった．国内ワクチンメーカーからの非公式な情報によれば，製造期間に約3週間の差が出てくるとのことであった．ワクチンが待望されている中での選択肢としては妥当だったと考えられる．ただし，この理由が正しく一般に伝わらなかった．リスクコミュニケーションのあり方について，腰を据えて議論すべきであろう．

リスクコミュニケーション

今回のパンデミックにおける様々な不安，不満，時に誤解のかなりの部分は，リスクコミュニケーションの改善によりある程度防止できたと考えられる．実際政府の合理的な案が必ずしも正確に伝わらなかったことも多い．例えば，上述の5月5日の打ち合わせ会（**表2**）では，発熱外来については，地域の実情によって各自治体が判断すべきと提案された．その後も地域の感染症対策については，地域の実情に応じた弾力的な運用が決まっていたが，こうしたメッセージが地方自治体には十分に伝わらなかった．また，上記の 10 ml のバイアルについては，1 ml に比べ製造効率がよく，より早くより多くマーケットに届くということが理由であったが，こうしたことも十分に伝わらなかった．国にとってはリスクコミュニケーションの領域は，今回の教訓・反省で最も重要なことの1つであろう．

今回のパンデミックでは，マスコミ，ジャーナリズムに大変重要な役割を果たしていただいた．特に，流行初期において膨大な情報が提供されたため，国民の多くがこの問題に関心を持ち，結果的に手洗いなどを含む健康に関する行動変容が起きたものと考えられる．しかし，マスクが売り切れたなど“事件”に関する報道が多かったことに比べ，今回のパンデミックの最も重要な本質についての腰を据えた解説，説明が，やや少なかったと思われる．時々刻々のいわば事件を報道していただくのに加えて，適宜，その時点での感染状況の総説的な分析，評価など，全体像がわかるような報道がより期待されよう．

提言

以上の議論を踏まえて，われわれ専門家諮問委員会の提言としては，以下の５つにまとめられると思う．

1. パンデミックの初期には，致死率，感染力など，疫学情報が不確定あるいは極めて限られているので，いわば最悪のシナリオを想定して対策を採らなければならないことを，国民全体に理解してもらう必要がある．
2. すでにパンデミックが始まる前に作成されていた“行動計画”の見直しが必須である．感染力を縦軸に，致死率，入院率，病原性など，ヘルスインパクトを横軸にしたマトリックスを作り，それぞれのカテゴリーに対し，検疫・医療体制・学校閉鎖などの対策を，大まかにあらかじめ議論しておくことが重要である．感染状況が明確になった時点での対策を考える際に参考になろう．
3. 医療関係者，専門家，官僚などが技術的な議論を合理的に行い，速やかに政治的判断を求める仕組みの構築が必要となろう．またそのためには人材育成を含め，国の疫学情報分析能力の強化が求められる．
4. 国と地方自治体の役割分担，権限移譲についても，上記２のカテゴリーに則し，あらかじめ国と地方自治体において議論しておく必要があるだろう．
5. より有効なリスクコミュニケーションの方法の確立に向けて，国，地方自治体，マスコミ関係者が活発な議論を始める必要がある．

まとめ

今回のパンデミックでは，様々な批判，不満，不安が国民の間に起き，さらに，新型インフルエンザ対策に従事した関係者に過剰な負担がかかった．今回のこうした経験を通して，われわれを含め，関係者が多くの教訓を得た．

一方，国立感染症研究所による詳細なウイルスおよび疫学的分析によると，初期の関西地域での流行は強力な公衆衛生対策の結果，いったん“封じ込め”られ，その後の国内感染は，別系統のウイルスによりもたらされたとしている[4]．またわが国の致死率が諸外国に比べ圧倒的に低かったことも事実である．しかし，こうした成果は，地域における医療関係者，行政官などが過剰な負担に耐え，懸命な努力をした結果であった．この貴重な経験を踏まえ，腰を据えて次回への対策を考えるべきである．

文献

1）新型インフルエンザ対策本部専門家諮問委員会：5月16日付「基本的対処方針」の実施について．
2）厚生労働省新型インフルエンザ対策推進本部：今般の新型インフルエンザ（A/H1N1）対策について～対策の総括のために～平成22年3月31日．厚生労働省新型インフルエンザ（A/H1N1）対策総括会議資料1，2010年3月31日
3）Kamigaki T, Oshitani H : Epidemiological characteristics and low case fatality rate of pandemic（H1N1）2009 in Japan. PLoS Curr Influenza. 2009 December 20 : RRN1139
4）Shiino T, Okabe N, Yasui Y, Sunagawa T, Ujike M, et al : 2010 Molecular Evolutionary Analysis of the Influenza A（H1N1）pdm, May-September, 2009 ; Temporal and Spatial Spreading Profile of the Viruses in Japan. PLoS ONE 5（6）: e11057. doi : 10.1371/journal. pone. 0011057
http://www.plosone.org/article/info%3Adoi%2F10.1371%2Fjournal.pone.0011057

9 日本の医療と社会を考える

I 深刻な健康問題―自殺

図 1 に示すグラフを見ていただきたい．これは，日本における人口 10 万人あたりの自殺による死亡者数であり，1993～1997 年の 5 年間の 17.6 人から，1998～2002 年の 5 年間の 24.6 人と約 4 割の増加を示している．このような急激な死亡数の増加は，インフルエンザのような感染

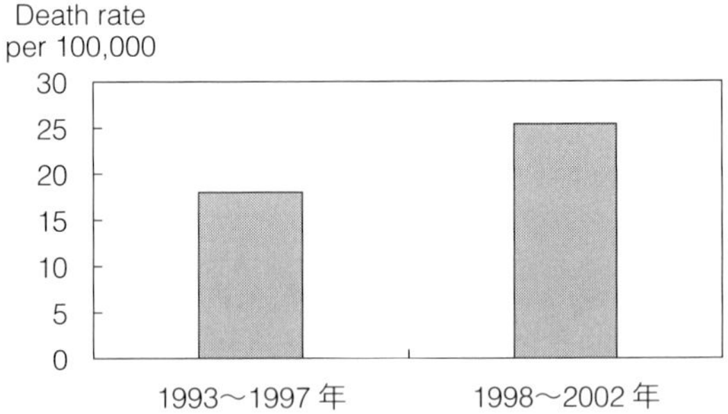

図 1　日本における人口 10 万あたりの自殺による死亡者数

症の大流行や，戦争のようなきわめて特殊な要因でしか起こらないのが通常であるが，近年，日本での自殺者の数が増大し，大きな社会問題になっていることは承知のとおりである．

実際，日本の自殺者は年間約３万人を推移しており，１日あたり約80人が自殺している計算になる．その背景として，失業者の増加など，昨今の厳しい社会・経済状況が指摘されている．しかし，こうした自殺の増加は，不況に悩む日本のみの現象ではない．例えばサンゴ礁に囲まれた地上の楽園といったイメージの強いマーシャル諸島などの南太平洋島嶼国や，北欧の成熟した豊かな国として知られるフィンランドなどでも自殺が増えている．

私が管轄した西太平洋地域でも，１日あたり約900人が自殺で死亡している計算になり，この値は，HIV/AIDSによる同地域での１日あたりの死亡数，約350人よりもはるかに多い．世界的に見ても，アジアは自殺による死亡の割合が高いとされている．また，韓国などを含む一部の国では，自殺の割合が増加傾向にあることも指摘されている．

一体，なぜアジアの地域で自殺が増えているのだろうか．私は，この点に疑問を抱き，地域事務局長（RD）に就任すると同時に，社会学，心理学，精神医学，文化人類学など，各界の専門家とその要因について議論をした．専門家は各々，違った角度からその要因分析を行ったが，１つだけ答えとしての共通項があった．それは「関係性の喪失（lack of connectedness）」がこの問題の根底にあるという指摘だった．

つまり，グローバリゼーションや都市化など急速に変化する社会状況の中で，家庭・職場・地域において，人と人との関係が希薄になりつつあることが根底にある．日本の文脈で言えば，例えば家庭では，「家族の団欒」といった言葉が死語になりつつあり，夕食後は自分の部屋に戻って，各人がテレビ，コンピューターやゲームを楽しむことが一般的と指摘されている．職場では激しい競争が待っており，余剰人員はリストラされ，失業が自殺に拍車をかけることになる．また，地域社会も崩壊しつつあり，都会だけでなく地方都市においても，近所づきあいも減

朝日新聞（夕刊）
2005年（平成17年）8月12日　金曜日

自殺防止へ国際会議

世界保健機関（WHO）西太平洋地域事務局が主催する自殺防止会議が15～19日の予定でフィリピン・マニラ市で開かれる。自殺防止についてWHOは、自殺率の高い東欧などで論議を深めてきたが、貧困や感染症対策などが喫緊の課題だったアジアを担当する同事務局がこうした会議を開くのは初めて。自殺防止対策が、この地域でも共通の社会問題となってきているといえそうだ。

会議にはWHO加盟・準加盟の28カ国・地域から20カ国・地域が出席する見通し。

自殺防止会議を紹介した新聞記事（2005年8月12日朝日新聞夕刊）

少し，隣に誰が住んでいるかもわからない状況も珍しくはなくなっている．こうした状況に象徴される家庭・職場・地域での人間関係の希薄化が，自殺増加の根底にあるという指摘だった．

こうした自殺を取り巻く深刻な状況を踏まえ，われわれ WHO 西太平洋地域事務局では，2005 年 8 月 15 日から 4 日間，自殺防止のための会議を初めて開催した．会議には加盟する 20 か国・地域の各国の医師や研究者，政府関係者らが出席し，各国の現状などを発表し，自殺防止対策の効果などについて意見交換を行った．特に日本のマスコミの関心も高く，新聞でも報道された．

自殺防止対策には，電話による「ホット・ライン」の創設や，高齢世帯への定期的なチェックアップなどが実行されつつある．さらに，より本質的には，上記に述べた「関係性の喪失」という根源的な問題への対処が必要になってくる．つまり「コミュニティ」をどう回復していくかが今後の大きな課題である．この問題は，上述したように現代文明の特徴と密接にかかわっている部分もあり，ただ単に「古き良き昔の家族関係や地域社会に戻れ」といっただけでは決して解決しない．

では，どのような新しいコミュニティの可能性が模索されるべきか．試行錯誤の段階であるが，新しいコミュニティの可能性について少し書いてみよう．

組織に属する個人はそれぞれの守備範囲だけにとらわれ，しばしば“たこつぼ状態”に陥り，自らの組織だけの利害を追求する傾向がある．

しかも，個人や組織が過度の競争社会に晒されているため，目先の短期的成果を求めなければならず，その思考がいわば“近視眼的”なものになりがちである．また，地域や市民の間に様々なニーズがあるにもかかわらず，既存の仕組みの中では汲み上げられずに，すり落ちてしまう場合も多い．阪神・淡路大震災では，われわれ日本人のお互い助け合う精神がボランティア活動を通し発揮されたが，平時はこうした力が生かされずに眠ったままである．人々の“やる気”や“生きがい”を汲み取るための“場”の創造が必要である．

既存の組織の枠組みを乗り越えるための“場”として，それぞれのコミュニティに“Common Forum”を設立したらどうだろうか？

“Common Forum”は，

・市民，高齢者，学者，NGO，企業，公的機関などの様々な人々により構成され，
・現状には必ずしもとらわれない，高い次元に立った議論の場となり，
・既存のシステムではすり落ちる様々なニーズへの対応を模索し，
・社会貢献・生きがいのための“場”となる．

こうした新しい“場”を通して，例えば，既存の組織に属していない高齢者が，豊富な知識や経験を生かして，NGOや若い世代の活動を支援することも可能となろう．

こうした“Common Forum”が，一種の大きな社会運動として各地域ごとに発生していくことが期待される．

Ⅱ 公衆衛生と地域の活性化—日本再生を目指して

2007年10月25日に愛媛県松山市で開催された，第66回日本公衆衛生学会で，「公衆衛生と地域の活性化—日本再生を目指して」と題して，特別講演をさせていただく機会を得た．その内容をお話ししよう．

日本の再生を考えるにあたって，まずはわが国を取り巻く世界の状況について，保健医療分野を中心に考えてみたい．

世界の保健医療の特徴を述べるときにいくつかのキーワードがあると感じている．1つは現在日本でも問題となっている「格差」である．ここ20年ぐらいの間に，経済発展とグローバル化により，世界全体で見れば1人あたりの所得は2倍に増加している．また社会経済の発展と医学の進歩に伴い，50年前に比べ新生児が20歳まで生きられる可能性は2倍になった．天然痘は撲滅され，WHO西太平洋地域においては，ポリオの根絶にも成功している．このように，世界的に見れば社会経済水準は著しく改善していると言うことができる．しかしながら，国別で見ると，大きな「格差」が生まれている．

日本においては，平均寿命は男性は79歳，女性は85.8歳（2006年）となっており，母子保健政策は充実し，栄養状態もきわめてよい．医療制度について見れば，国民皆保険制度により，医療へのアクセスが確保され，福祉の面においても，その充実が図られている．一方，例えば西アフリカに人口600万人ほどのシエラレオネという国がある．この国においては平均寿命は36歳程度と言われている．小児期の保健対策については，ワクチンが必要な子どもたちに十分に行き渡らず，栄養状態も悪く低体重が深刻な問題となっている．医療制度についても，国民のアクセスは極めて悪い状況となっている．

2つ目のキーワードは，「多くのplayerの登場」である．国際的な保健医療分野の取り組みについては，かつては各国政府が主要な役割を担ってきた．しかし，近年では，Civil Society の台頭が著しく，NGO，NPO，民間団体，Private Sector が世界的な動きに大きく関与している．例えば，世界的に最も深刻な保健課題の１つである HIV/AIDS の対策における，抗 HIV 薬へのアクセスの問題を取り上げてみよう．日本を含む欧米先進諸国は，医薬品の研究開発に多額の資金を投入しているので，これに見合う価格の設定と特許（私的所有権）の遵守を主張する．これに対して発展途上国は，世界の HIV/AIDS の状況を考えれば，抗 HIV 薬へのアクセスを確保することのほうが重要であると主張する．こうした問題の議論においては，Civil Society の存在が大きくなってきている．NGO，NPO，民間団体，Private Sector が世界的な動きに影響を及ぼすようになってきた．また，WHO のみならず，世界銀行，UNICEF，UNDP，UNFPA など多くの国際機関も，世界の保健問題に関心を持ってきている．

３つ目のキーワードは，「保健問題の複雑化・広範化」である．これまで，保健分野における国際社会の取り組みは，発展途上国の感染症対策に対して先進諸国や国際機関などがサポートするという構図が一般的であった．ところが最近では，国家間の利益の軋轢がしばしば問題となるようになり，この解決が求められる．その例の１つが，鳥インフルエンザ（H5N1）ワクチンを開発するためのウイルス株の所有権問題である．有効なワクチン開発のために，感染が拡大しているウイルス株の国家間での共有が不可欠である点についてはすでに合意が得られている．しかし，発展途上国は，実際に開発されたワクチンが，先進諸国によって独占され，発展途上国には届いていないことに対して，何らかの方策を考えるべきであると主張している．

さらに，これまでのように感染症対策など，分野別の対策のみならず，保健医療制度の構築など横断的な課題への対応が求められてきている．例えば発展途上国においては，優秀な保健医療分野の人材が，先進国などの国外に流出してしまい，その国の保健医療スタッフの空洞化が生じ，保健医療制度を担う人材の育成強化など，問題が広範化してきている．

それでは，こうした保健分野の国際的動向の中で，日本はどのようなポジションにあるのか．保健分野について日本の国際社会での相対的地位が，最近低下してきていることを強く実感している．

日本は，国際保健分野においてこれまで大きな貢献をしてきており，国際社会でも評価を受けてきた．例えば，2000年に開催された九州沖縄サミットにおいて，日本は「沖縄感染症イニシアティブ」を提唱した．感染症問題が国境を越えて，各国が協力して取り組むべき主要な課題としてG8各国に認識された．日本は主要感染症対策に30億ドルの拠出を表明した．さらに世界の3大感染症である，HIV/AIDS，結核，マラリアを主な対策のターゲットとした世界エイズ結核マラリア基金の設立に，日本は強いリーダーシップを発揮した．またその後も新型インフルエンザの世界的まん延に備えた抗インフルエンザ薬の国際備蓄に拠出を行うなどの貢献も行ってきている．

確かに国際社会，特にアジアにおいて，日本は存在感を示してきた．1つのエピソードとして，15年ほど前に開催されたWHO西太平洋地域委員会が思い出される．この時，日本からは当時の厚生大臣が出席予定であった．しかし，日本国内の公務の関係で大臣の到着は遅れ，各国代表が行うスピーチの時間帯には間に合わず，個別課題の実質議論が始まってから到着した．個別課題の議論が行われている中，大臣が議場に到着し着席すると，議長は会議の中断を宣言し，日本の厚生大臣にスピーチする機会を与えた．

ところが最近は，そうした日本に対する特別な配慮が示されることはない，むしろ最近は中国が同様の扱いを受けることが多い．国際社会におけるわが国の存在感の低下は否定しようがない．

ここにはいくつかの要因があると思う．1つは，ODAの削減である．また，相対的に他国の地位が向上していることや，諸外国に比べて短期間で担当者が変わるという国際社会に馴染まない日本の人事システムや，語学の壁という従来から指摘されている点も影響している．日本の社会，日本人が内向化していることも原因の１つであろう．

私は外から見ていて「日本は今岐路に立っている」と強く感じている．これまでのやり方ではどうしても解決できない状況が生じている．日本を支えてきた政治・中央官庁に対する，これまで国民が寄せていたある意味絶対的な信頼感に揺らぎが生じてきている．さらに，私が特に指摘したいのは，地域の脆弱性である．住民の生活のセイフティネットとしての医療・福祉・年金などに崩壊の危機が指摘されているが，同時に，教育の荒廃，犯罪のまん延，自殺の増加など，地域の基盤の弱さに起因する問題が多数生じている．

こうした地域の脆弱性の背景には何があるのか．地域を支えるのは住民１人ひとりであることは言うまでもない．もちろん，わが国では国民の代表を選ぶ選挙において，１票を投じる権利はすべての国民に保障されている．しかしながら，住民の声が国や各地域の政治，行政に十分反映できているかという点ではどうであろうか．立候補者たちが選挙を通じて具体的に国民や住民に示す政策案は，どうしても集票を意識したものとなり，近視眼的なものとなってしまう．また政策案の内容も限定的になり，地域で抱える様々な課題が包括的に議論されることはほとんどない．確かに行政についても，一部の団体の意見を聴取し反映していく仕組みは確立されている．しかし，国民・住民が彼らのアイディア・意見・やる気を表現し，国や地方自治体の政策に反映させる場・チャンネルは，今の日本には十分には確立されていない．

地域再生のヒントはどこにあるのか？　阪神淡路大震災が１つのヒントになろう．この震災の時には，多くの国民がボランティアとして現地で活躍し，また被災された住民自らが地域の復興のために知恵と力を出し，また政治や行政にも提案を行った．チャンネルがあれば意見が出，メカニズムがあれば行動が起こせるということを，私たちはこの震災を通じて学んだ．

今後必要なのは，“Common Forum”であると私は感じている．これは，行政官，政治家はもとより，市民，高齢者，学者，若者，NGO，企業などの代表が集まる場である．ここでは，長期的視野に立って，本質的な問題の解決方法について知恵を出し合い，社会貢献を行いたい人にはその場を提供する．さらには，ここでの議論を新たな政策としてまとめ，政治・行政に提言していくのである．幸いにも時代は地方分権という追い風を受けている．こうした“Common Forum”を地域で構築していくことにより，地域の活性が図れるのではないだろうか．

それでは，“Common Forum”が活性化するための「触媒」の役割は誰が果たすべきであろうか？　私は「公衆衛生人」にその役割を期待する．なぜなら，「公衆衛生人」は保健・医療，福祉など住民のセイフティネットの維持に直接関与するだけでなく，その目的遂行のために，財政，教育など多分野と連携する．したがって，分野横断的なアプローチの「ハブ」となることができるからである．公衆衛生人が使命を果たすことにより，地域活性化の起爆剤となり得る．日本の各地域にオープンかつダイナミックな関係性が構築されてくることにより，活力ある日本社会の再生が期待される．

Ⅲ　「医療の質・安全」を考える

2006年11月25日に東京で開催された「医療の質・安全に関する学会」の設立記念会議で講演を行ったが，この「医療の質・安全」については，WHOとしての立場はもとより，個人としても大変興味のあるテーマであった．この講演の内容について話そう．

医療事故の現状を見ると，世界の研究結果では，急性期病院入院時における有害事象（医療行為により生じた障害または死）の発生頻度として，**表1**のように報告されており，アメリカの報告を除けば，おおむね10%前後である．急性期病院に入院した約10人に1人の患者が有害事象を経験しているとすれば，驚くべき事実に違いないが，こうした研究結果が発表された際には，それほど世間の関心を呼ばなかった．

しかし，1999年の米国Institute of Medicineの医療安全に関する報告が人々に衝撃を与えた．それは，米国の病院での予防し得た死が，年間44,000～98,000人と考えられるという報告だった．予防し得た医療事故による死が，低いほうの推計値44,000人でも，交通事故死（43,458人），乳がん（42,297人），HIV/AIDS（16,516人）の年間死亡数よりも多かった．ところが，このデータでは，比較的重症例および死亡例のみが取り上げられており，すべての予防し得た医療事故が取り上げられているわけではないこと，また外来患者データは取り上げられていないこ

表1　急性期病院入院時に起きた有害事象の発生頻度

アメリカ，Utah Colorado Study（UTCOS, 1992）	3.2%
オーストラリア（1992）	10.6%
デンマーク（1998）	9.0%
ニュージーランド（1998）	12.9%

（Patient safety alliance）

となどを考えれば，上記の数字は医療事故を過小評価している数字と言える．

さらにこれに加えて，医療事故になる寸前で起こらなかった“ニアミス”（有害事象が生じる可能性はあったが，偶然または早い処置のため，実際には生じなかった場合）の存在がある．一般の産業界では，「Heinrich Rate」と言われている一般原則があり，「大きな障害」，「小さな障害」および「ニアミス」の割合が，1：29：300であって，1と29を足せば，1つの事故の影には約10の“ニアミス”があると言われている．一方，医療界では，イギリスでの調査結果があり，1つの有害事象に対し，おおむね2つのニアミスがあるという報告がある（図2）．

このように，事故の背後には，多くの“ニアミス”があることも常識であり，そうしたケースを含めると，医療事故はさらに多くなると考えられる．

●医療事故を生み出す要因

こうした医療事故を生み出す要因として，以下の4つが考えられる．

1）人的要因

一般的に，航空や原子力などの他の産業界においては，事故の60～80%が人為的要因が関与していると言われており，医療界における複数の研究結果も同程度の数字を示している．特に日本の医療現場では，多くの医療従事者が，長時間緊張を強いられる労働を行っている場合が多く，医療事故が生じやすい状況の1つとの指摘もある．

2）技術的要因

科学技術の発達により，医療現場でも，生産性・能率が向上し，高度な診断・治療が可能になった一方，その負の側面として，医療機器や用具の操作が複雑になり，事故が起こり得るステップが増えたことも事実である．また，「人間は誤るもの」という考えを前提とし，“Fool Proof”の概念を基にした安全なプログラムの設計が十分に徹底されていない．

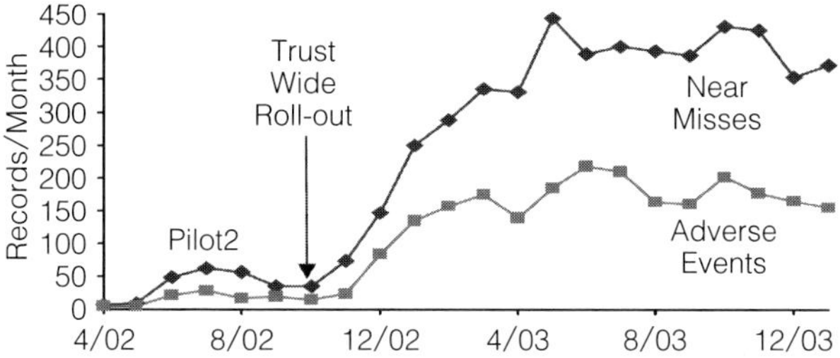

図２　有害事象とニアミスの関係（Wayne Gault : Head of Risk Management. National Patient Safety Agency, UK より改変）

3）医療関係者に特有な風土要因

医療界における固有な要因として，「医者は間違いを犯さない」といった無謬性の神話，ミスについて語りたがらない閉鎖性，医師と患者間のパターナリスティックな関係などもその根源的な要因として挙げられる．また，事故が起こった場合に，その原因を究明するよりは，「誰がやったか」という責任追及型の傾向も，要因の１つである．

4）その他の要因

医療側の課題として，専門医制度などに見られるように，医師・看護師などのクオリティコントロールが必ずしも徹底されていなかったり，ある大学付属病院での腹腔鏡を使用した医療事故のケースでも見られたように，時として医療従事者としての倫理観よりも名誉欲が勝る場合もある．また，財政的・制度的要因として，厳しい医療費抑制の環境下で，人的資源が必ずしも十分でない点や，医療現場での質・安全を求める声に対し，法的枠組や制度が必ずしも追いついていない点も１つの要因として挙げられる．

実際のケースでは，上記 1)～4) の要因が複雑に絡み合い，いわばシステムの問題として医療事故が発生する場合がほとんどであろう．

●安全な医療の提供に向けて，今後の取り組み

それでは，安全な医療の提供に向けて，今後，どういった取り組みが必要であろうか．ここでは以下の 4 点を指摘したい．

1）期待される技術レベルの担保

医療従事者として期待され得る技能の習得とその担保が必要であり，専門家集団として，医療従事者および医療機関の客観的な能力評価を行うことが求められている．学会などを含めた，中立的な第三者機関がこの役割を担っていく必要がある．

2）原因究明および予防へのシステムアプローチ

個人の責任を追及するのではなく，医療事故の原因究明の視点から，多角的な側面で問題を見る必要があり，プロセスの単純化・標準化，個人間・チーム間のインターフェイスの改善などに取り組む必要がある．

3）公開・共有する文化の醸成

航空業界や原子力など，医療よりも安全性の概念が進んでいる業界から学んだり，事故について積極的に語る雰囲気の醸成が重要である．ニアミスは，事故が発生しなかった点で事故そのものよりも抵抗感が少ない点があり，ニアミスの分析などを積極的に行うべきである．

4）患者の声の反映

リスクコミュニケーションの一環として，患者の声や要望を聞く姿勢や，患者の訴えをくみ上げるシステムを強化していく必要がある．

医療の安全性の問題は，医療倫理の基礎となる“ヒポクラテスの誓い”でも，「私は能力と判断の限り患者に利益すると思う養生法をとり，悪くて有害と知る方法を決してとらない」とされている．この医療安全への取り組みなくして，「医療の質」の向上はあり得ないと考えており，今後，こうした取り組みが，日本の 21 世紀医療の大きな課題と考えている．

Ⅳ　“人”中心の保健医療

WHO 西太平洋地域事務局は，昨年“人”中心の保健医療に関するイニシアティブをとりまとめ，2007 年 11 月には『PEOPLE AT THE CENTER OF THE HEALTH CARE —Harmonizing mind and body, people and systems』を発刊するとともに，医療の質・安全学会との共催で，厚生労働省・外務省などの後援をいただき，「国際シンポジウム“PEOPLE AT THE CENTER”；21 世紀の医療と医療システムをめざして」を開催した．このイニシアティブの内容について紹介しよう．

経済発展とグローバリゼーションを背景に，世界レベルで見れば，個人の収入は，ここ 20 年間で平均 2 倍に増加した．また，教育や医学・医療技術の発展，衛生水準の向上などにより，今日の新生児の平均余命は 50 年前に比べて，20 年ほど延びている．また天然痘の世界的な根絶の成功やポリオの撲滅に向けた成果も着実に進んでいる．

こうした社会・経済・医療技術の発展に伴い，一般の人々の医療への満足度も高くなっていると期待された．しかしながら，国際患者団体連合（International Alliance of Patients' Organization）によれば，世界的に見て，およそ 50% の患者が現在の保健医療に不満を感じており，ほぼ同じ割合の患者がこの 5 年間に医療サービスがそれほど改善されないであろうと感じているという．この背景にはいったい何があるのであろうか．

第 1 に，健康は社会・経済・文化・環境など多くの要素の影響を受け，その改善には他分野との協調・連携が不可欠であるが，健康や病気の問題への対処において，他分野とのそうした協調や横断的な取り組みが不十分であった．しかも，健康は人的資本，社会資本を生み出す源であり，開発の鍵を握る重要な要素であるにもかかわらず，その重要性が十分に認識されてこなかったという歴史がある．

第2に，人の健康というものは，心と体が密接に関係し不可分なものであるにもかかわらず，これまでの医療の方法論が主に，生物学的なアプローチという“狭い”道を選択してきた．つまり，客観的に定量化・定性化できる現象のみに焦点を当て，それ以外の精神的な苦しみや不安など，いわゆる“病感”については，必ずしも十分な配慮がなされてこなかった．このため，心身の相関関係といった健康に影響を与える重要な要素が見逃されてきたのである．

第3に，科学技術への過信，技術万能主義という点である．医療界においても医学，医師の無謬性が信じられ，医療過誤発生の一要因となってきた．

保健医療システムが重要なターニングポイントに差しかかっていることは間違いない．近代になってわれわれは，科学技術の進歩や経済発展があれば，保健医療システムの問題をすべて解決できるのではないかと考えてきたが，こうした考えを再評価し，新たな保健医療システムを構築すべき時期に来ている．

それでは何をするべきなのであろうか？　私は2つの側面からのアプローチが必要であると考えている．

第1に，まずマクロレベルである．健康は，社会，経済，文化，環境など多くの要素の複雑な相互作用により影響される．このことを患者や家族はもとより，地域社会，医療関係者，医療機関，政策決定者などすべての人々が認識すべきで，医療政策作成のプロセスには，こうしたすべての人々が関与すべきだと思う．

第2は，ミクロレベルで，心と体の調和についてである．人を単に組織・臓器・器官の組み合わせとして考えるのではなく，心理的，社会的，そして文化的存在として捉えることが必要である．心と体が関係していることを示す文献は多く存在している．例えば，冠動脈バイパス術を施行した患者のうち，うつ状態を経験しなかった人は，中等度から重症のうつ状態を経験した人に比べて死亡率が低いというデータがある．

心と体は不可分であるということへの認識を高める必要がある．ちなみにこうした重要な点を示す文献は，今後さらに増えるであろう．

究極的には，保健医療の中核的な価値そのものを再構築する必要がある．このためには，生物科学的アプローチのメリットを保持しつつも，この狭いアプローチの限界を克服することが必要となる．ここで重要なのが“人”を中心としたアプローチである．科学的な緻密さと“人”中心のアプローチは，相互に補い合うものであり，これまでの成果を土台として，さらに積み重ねていくことにより達成が可能である．

それでは，“人”中心の保健医療を構築していくにはどのようなプロセスが求められるのか．

“人”中心の保健医療のビジョンの最終的な目標は，地域住民がそれぞれのニーズに見合う良質かつ安全な医療サービスを受けられるシステムを実現することである．そのためにWHOのイニシアティブでは，〔1〕個人，家族および地域社会，〔2〕医師，〔3〕医療機関，〔4〕保健制度の４つの領域において，具体的な対応が必要であると提唱している．

〔1〕第１に個人，家族および地域社会のレベルである．全人的かつ質の高い医療を実現するためには，治療や看護を必要としている人々と，提供する人々が効果的なパートナーシップを形成する必要がある．

このためには，① システム作りに参加できるよう地域住民がその能力を最大限に発揮できるためのサポート，② 地域社会の参加を支援する社会インフラの整備が必要である．

①の地域住民がその能力を最大限に発揮できるためのサポートについては，情報の提供が必須である．個人の病気の予防や健康増進に関する情報を提供するという視点に加え，システム作りに参加し，意思決定に関与できるよう，地域の保健医療に関するデータの提供も必要であろう．さらに，啓発活動も重要である．健康や保健問題に関心を持ってもらい，また，必要な情報が得られるよう，マスメディアを通じたキャンペーンや学校における保健教育プログラムなどが考えられる．

②の地域社会の参加を支援する社会インフラの整備のために，最も必

要とされるのは，地域住民がシステム作りに実際に参加するための場の確保である．前述した，政治家や行政官だけではなく，住民や各分野の専門家をも巻き込んだ“Common Forum”のようなものがその役割を担い得るであろう．また，こうした関係者の対話・議論を牽引していく指導者の育成も必要である．

〔2〕第2は，医師・保健医療従事者のレベルである．保健医療サービスを利用する人々のニーズ，希望，期待に的確に対応した保健医療を供給するためには，適切な資質を備えた医師・保健医療従事者が不可欠である．この分野における最も有効な方法は，医師・保健医療従事者に対する適切な教育・訓練であり，① 能力開発の点からの教育・訓練，② 倫理面からの教育・訓練の2つのアプローチが重要である．

能力開発の点からは，次の4つの点を中核とした教育・訓練を実施していくことが必要である．

・患者の心理社会的要因および精神的要因を重視する視点
・コミュニケーション能力
・科学的根拠に基づいた医療行為を行う視点
・学際的な分野で共同作業を進める視点

また倫理面については，良質，安全かつ全人的なサービスを提供するための情熱を育てる教育・訓練の試みを続けていくことが重要である．このためには，大学の教育カリキュラムや生涯教育のプログラム，倫理綱領などに，“人”中心の価値観を盛り込んでいくことが必要であろう．

〔3〕第3の医療機関のレベルでの具体的な対応は，〔4〕で述べるシステム全体の構築と密接に関係する．従来，保健医療システムの改善は，どうしても場当たり的な対応にならざるを得ず，根源的な改善には至らなかったという状況が多くの国で見られた．保健医療システム全体を長期的な視点で改善する努力と並行して，各医療機関における医療事故の防止と医療の質の向上をめざす訓練プログラムの構築などが必要である．この中には，プライマリケアの重要性を再認識し，「総合医（家庭医，かかりつけ医）」を量と質の面で一定レベル確保するシステム構築も含

まれてくるであろう．

〔4〕第4の保健医療システムの構築にあたっては，これまでどうしても保健分野の中だけの議論が中心であったが，教育，福祉など他分野を巻き込む分野横断的な議論を行っていく必要がある．このシステム作りは容易ではないが，“人”中心の医療を構築していく上では最も重要である．また，医療提供者のインセンティブを助長するような経済的メリットの確保や，保健医療の質を評価する手法の確立とシステムの構築なども必要となってくるであろう．

現在，保健制度の構築・改善については，欧米先進諸国が中心となって取り組んでいる．このため財政状況が極めて困難で，感染症・非感染症を含め，様々な保健課題が山積している発展途上国においては，こうしたアプローチを積極的に推進するのは時期尚早ではないかとの声もあるであろう．しかし，WHO が提唱するこのイニシアティブは，あらゆる段階，あらゆる形態の保健システムに採用することが可能である．この取り組みには，決して多額の財政支出を必要とするものではない．なぜならば WHO が提唱する取り組みは，新しい建物を建設したり，組織を新規に構築するようなものではなく，関与するそれぞれの人（stakeholder）の考え方，哲学，倫理観が変わっていくよう戦略的に調整することが主体だからである．

個人における心と身体のバランス，人と自然との調和，地域社会の絆の回復等をテーマとする“人”中心の保健医療にパラダイムを転換させていけば，医療の質，安全の向上に寄与するのみならず，患者・家族・地域社会全体の生活の質の向上につながることが期待される．

こうした目標を達成するには，一朝一夕では難しく，世代をまたいでの大事業ともなろう．しかしながら，その実現に向けて努力を続けていきたいと考えている．

V　21世紀の医学・医療とは

21世紀は「心」の時代とも言われている．このことを踏まえ，21世紀の医学・医療のあるべき姿について考えてみよう．

「病は気から」は，多くの人々にとって経験的事実である．昔から人々は「心」と「身体」の間の微妙な関係について気付いていた．しかし，この関係の科学的証明はなかったと言える．ところが最近になって，「心」と「身体」の密接な関係が科学的にも明らかにされてきている．もちろん，塩分を過剰に摂取すれば血圧が上昇するというような純生物医学的な関係に比べると，この「心」と「身体」の関係は主観的要素が絡むので，その“証明”は一筋縄にはいかない．しかし最近になって，両者の密接な関係について主要な医学雑誌に多くの研究成果が発表されてきている．

例えば，40〜79歳の男女43,391人を対象に生き甲斐について質問し7年追跡調査した結果，生き甲斐を感じないと答えた人は，感じていると答えた人に比べて死亡の割合が50%高く，死亡原因で見ると心疾患で死亡する割合は60%，外傷による死亡は90%高かった．ちなみに外傷の死亡者の半分は自殺によるものだった[1]．

また，冠動脈バイパス術を施行した患者を対象にして，うつ病がある患者とそうでない患者とを比べた場合，うつ病のある患者のほうが有意に生存期間が短く，うつ病が冠動脈バイパス手術後の患者の予後に重要な影響を与えていることがわかった[2]．その他，心のあり方が健康に与える影響についての研究成果が数多く発表されている．

また，こうした専門の医学誌だけでなく，一般誌，例えば『Newsweek』（2004年10月4日号）でも，「心」と「身体」の関係に関する特集を大々的に取り上げている．

では，こうして明らかにされた「心」と「身体」の関係の，医学・医療における意味はいかなるものであろうか．

〔1〕第１に，健康に対する人々の行動変容がより促進されることが考えられる．これまで「心」と「身体」の関係に半信半疑だった人も多くいたはずだが，科学として明らかにされてくると，より確信して健康に対する行動変容に取り組むようになる．こうした行動変容の変化は，手術や投薬など，いわば医療サイドに任せきりだった医療から，患者が自分の病気や健康をマネジメントする医療へ変容するきっかけになることも考えられる．

〔2〕次に，医師，看護師をはじめとした医療従事者の教育内容が変わることが考えられる．これまでの医学教育は，明治以来，生物医学的方法論に基づいた医学教育が行われている．そこでは，各々の臓器の解剖や生理学を基にした，「疾病」の診断・治療についての教育が主流であったが，これからは，患者の心理学的な側面が病気や健康に与える影響をも包含した医学教育が必要になってくる．確かに最近になって，サービス産業としての医療の観点や，頻発する医療訴訟を避ける観点から，患者との向き合い方の教育が始まっているが，科学的に「心」と「身体」の関係が明らかにされてくると，病気あるいは健康に主体的に取り組む者としての患者と，いかに向き合うかの教育が必要になる．

〔3〕第３に，診療報酬の支払方法についても変化が必要である．現在は検査や投薬を行って報酬が得られる体系が中心だが，「心」と「身体」の関係が科学的に証明されれば，予防や健康増進など，患者の行動変容を促すような支払い評価も必要になってくる．

〔4〕第４に，「心」と「身体」の関係が科学的に明らかにされるにつれ，さらにこの分野の研究が進むことが期待される．

それでは，なぜこれまで社会心理的分野の研究が取り残されてきたのだろうか．

明治以降，医学・医療の分野では，生物医学的方法論が用いられてきた．この方法論の特徴は，以下の３つであった．① 人間を，器官・組織・細胞などの集合体とみなし，器官，組織から細胞へ細分化していく，いわば還元主義であること．② 客観的に定量化・定性化ができ，再現可能であること．③ その客観的な方法論にかなう生物現象だけを対象にしてきたこと．

こうした特徴，つまりその客観性のため，この生物医学的方法論は，医学・医療の場では，絶対的研究方法として力強い武器となり，その結果として，細菌学や病理学などの分野で目覚ましい発展を成し遂げた．今後もこの生物医学的方法論は，遺伝子治療や再生医療など，最先端の医療分野で重要な役割を果たすであろう．

しかし，客観的に定性化・定量化できない現象については，この生物医学的方法論はいささか無力であった．その典型例が患者の持つ社会的・心理的側面であった．

最近の日本の医療過誤や医療保険制度改革の議論を見ていると，日本の医療の現状に国民が十分満足しているとは言いがたい．現在の医療事故の頻発による国民の不信感もその一因と考えられるが，われわれ医療者が「疾病（disease）」の診断・治療のみに専念するあまり，病む者の抱く社会心理的側面に対して，あまりに無関心でいたのではないだろうか．別の言葉で言えば，病む者の抱く主観的な感情をも包含した病感（illness）に対して，もっと敏感になる必要があると考えている．

人の健康は，① 上述した生物医学的要素，② 最近の喘息患者の増加で言われているような環境要素，③ 貧困が病気を生むといった経済的要素に加え，④ 個人の社会心理的要素の，大きく 4 つの要素で規定される．これまでの WHO の施策は，健康を規定する生物医学的要素，環境要素，経済的要素の 3 点について，様々な取り組みを行ってきているが，病む者の社会心理的要素に対する対策への取り組みはほとんどなかった．

実はこうした対策の重要性については，日本のみならず，オーストラリア，シンガポール，中国などの，他の西太平洋地域の国々でも，多かれ少なかれ認識されつつある．「21 世紀の医学・医療」をアジアから世界に向けて発信していくことが，私の WHO 西太平洋地域事務局長としての２期目の大きなテーマの１つであった．

「21 世紀の医学・医療」とは，従来の医学での生物学的方法論に加え，病む者の抱く社会心理的側面をも配慮した「医学・医療」であると信じている．

文献

１）Sone T, et al : Sense of life worth living（Ikigai）and mortality in Japan ; Ohsaki Study. Paychosomatic medicine 70 : 706–715, 2008.
２）Blumenthal JA, Lett HS, Babyak MA, et al : Depression as a risk factor for mortality after coronary artery bypass surgery. Lancet 362 : 604–609, 2003.

Ⅵ 「家庭医」を考える

2005年10月，私は世界一般医・家庭医学会（World Organization of National Colleges, Academies and Academic Associations of General Practitioners/Family Physicians: WONCA）でのアジア太平洋学術会議で講演を行うため，京都へ向かった．

実は私は，自治医科大学の第1期卒業生として，2年間の都立病院での臨床研修（多科ローテーション）を終え，利島，新島などの離島医療を経験した．このため，“家庭医”の問題に対しては，格別な思いで次のような話をした．

まず，“家庭医”とは何であろうか．

全世界的に見れば，医学・医療は専門性をより深める方向にあり，日本もその例外ではない．大学においても，各診療科別の講座制が生まれ，臓器ごとの専門家が養成されている．一方，患者側にとっても根強い専門家志向がある．例えば，私も「胃が痛い」といった自覚症状があり，病歴から言って，自分の問題が胃にあることが明確な場合には，迷わず内視鏡の専門医のところへ行く．専門医に対する国民の期待は今後ますます大きくなり，そのニーズも増加するであろう．

さて，日本では現在“患者中心の医療”といったスローガンが叫ばれるようになり，専門医の間でも，患者の話をよく聞き，親身な態度で接する必要があるとの認識が広まりつつある．では，専門医が，患者とのコミュニケーション技術をさらに磨けば，“家庭医”という存在は必要なくなるのであろうか．

この問に答えるため，3つの症例を紹介しよう．

〔1〕最初は，6年前に卵巣癌が発見され，手術を受けた40歳の女性患者である．5年前から筋力が低下しはじめ，嚥下困難を訴えるように

なった．様々な医療機関を渡り歩き，専門医に重症筋無力症と診断された．1年前に呼吸困難が出現し，医療機関を訪問したところ，別の専門医に重症筋無力症の診断を否定された．その後，精神科を紹介され，抗うつ薬および抗不安薬が処方された．そして，最終的には，札幌医大総合診療部教授の山本和利先生の診療を受けることになる．山本先生は，患者背景や病気に対する患者自身の捉え方などについて，時間をかけてじっくり患者と話をした．彼女は，自分の病気のせいで医療費がかさむことに対する親族からの不満や，“重症筋無力症”といった思いもよらぬ病名を受け，しかもそれが否定されたことに対する医師への不信感など，様々な社会的・心理的問題を抱えていた．山本先生は，治療方針について患者とじっくり話し合いながら進め，徐々に信頼関係を築き上げていった．その後，呼吸困難の症状は消失し，抗うつ薬，抗不安薬も減らすことが可能になった．良好な医師・患者関係の構築が大きな一因であったと考えられる．つまり，「心理的要素」が重要な役割を果たした例であった．

〔2〕次に，聖路加国際病院の日野原重明先生が遭遇した症例である．患者は，うっ血性心不全がある高齢の女性で，ジギタリス，利尿薬などを処方され，入退院を繰り返していた．日野原先生は，患者に対する問診の中で，患者がエレベーターのない5階建てのアパートに住んでいることを発見した．彼はソーシャルワーカーに頼んで，患者の自宅をアパートの1階に移してもらった．すると，症状は軽快し，薬を飲む必要もなくなった．これは専門医が見過ごしていた，「社会的要素」が重要であった例である．

〔3〕最後は，右鼠径部のしこりを主訴とした中年の男性患者である．患者は，たまに痛みを感じたりするこのしこりが気になり，約3年間で14医療機関での診察を受けた．外科，泌尿器科，癌専門の病院など，いろいろな専門科を受診し，あらゆる種類の検査を受けた．しかし，専門家は，自分の専門領域に問題はないという除外診断はしてくれるものの，しこりが何であるかという問には答えてくれず，患者は不安から，

仕事にさえも支障を来たすようになった．そして，自治医科大学地域医療センター教授の梶井英治先生が診察することになる．梶井先生は，これまでの病歴を聞き取り，診察を行った．そして，右鼠径部にある精索が触れているだけであることを発見し，患者に，解剖学的に通常の状態であることを説明した．同様に，左鼠径部もわずかではあるが精索が触れることを確認すると，患者も初めて安心した．これは，医師が自分の専門領域のみならず，「広い知識と視野」を持つことが重要であった例である．

人の健康は，① 生物医学的要素のみならず，② 人間を取り巻く環境要素，③ 貧困が病気を生むといった社会経済的要素，④ 個人の心理的要素の，大きく 4 つで規定されることがわかっている．多くの専門家は，① の生物医学的要素をさらに掘り下げていく方向に関心があり，自身の専門領域の知識や技術をさらに磨き，能力を高める方向にベクトルが働く．したがって，その本質的な限界として，自分の領域から外れた分野についての取り組みは難しい．そのため，心筋梗塞の専門家が，「心筋梗塞は診るが，胸痛は診ない」といった笑い話も出てくる．

一方，“家庭医”は，上述の症例で見てきたように，患者の抱える「問題」に取り組むことが，その本質的な方向性である．したがって，1 つの疾患・臓器に対する専門性よりも，一般的な病気に対する幅広い知識が求められる．その「問題」が，環境的要素，経済的要素，社会心理的要素にあるときは，こうした問題の解決にも取り組まなければならない．

新たな“家庭医”像の提案

少なくとも最近まで“家庭医”は，医学生や若い医師にとって，必ずしも魅力的でなかったのが実情である．また実際，“家庭医”を目指そうとする医学生や若い医師がいないことはないが，国民のニーズを満たすには“家庭医”が足りないのが現状である．医療に対する期待とニーズがこれまでになく高まっている日本において，専門家としての“家庭医”，つまり総合医の養成が必要と考えている．

確かに専門医は，最先端の学問や医療技術の開発に関与する機会が多く，学会などでの発表の機会にも恵まれ，知的な満足感も得られやすい．また，専門医は，一般の人々の尊敬も集めやすい．例えば，眼科医が白内障の手術をすれば，患者さんは文字通り“光明”を感じ，医師への感謝の意を示す．

一方，“家庭医”はと言えば，風邪，喘息，高血圧などの一般的病気を扱い，守備範囲が広く，地域や家庭にとってその重要さが認識されているにもかかわらず，今のところ必ずしも人気がない．理由は様々考えられるが，その１つは，専門医と違い，家庭医養成のためのしっかりとした研修プログラムがないこと，もう１つは，専門医としての“家庭医”の認定制度が確立されていないため，家庭医の存在が医学界の中のみならず，一般の人々の間でも必ずしも認められていないことが挙げられる．

しかし今の時代は，“家庭医”にとって追い風が吹いている．

〔1〕第１に，高齢化社会に伴い，“家庭医”が取り扱うべき，慢性疾患や生活習慣病を持つ患者が増加している．慢性疾患や生活習慣病は，リウマチや糖尿病など，完全に治癒するというよりは，長いこと上手に付き合う必要のある病気が多く，複数の疾患を同時に持つ場合も多い．こうした疾患を取り扱うために，単に１つの臓器・組織のみの知識だけでなく，幅広い分野の知識を基にした包括的医療が求められつつある．

〔2〕第２に，“家庭医”が得意とする社会的・心理的要素を加味したいわゆる“全人的医療”が，病気に好影響を与えることは，これまでも感覚的にはわかっていたが，最近になって社会的・心理的要素と病気との密接な関係が科学的にも証明されつつある．例えば，冠疾患を持っていて，積極的に生活様式を変容した患者，つまり野菜を中心とした食事療法，定期的な運動，禁煙，ストレスマネジメントの実践，同じ患者同士でのサポートの５つを積極的に行った患者（比較群）と，特に積極的に

は実践しなかった患者（対照群）とを5年後に比べると，対照群では冠動脈の直径が狭まっていたのに対し，比較群ではその直径が7.9%広がっており，冠動脈の直径が有意に改善していたなどの報告がある（JAMA, 1998；280：2001-2007）.

〔3〕第3に，より効率的な医療を提供すべきという医療経済的な要請が挙げられる．国民医療費が経済を圧迫するという指摘は日本だけでなく，多くの国々でも指摘されている．効率的な医療の提供は，社会の要請でもあり，すべての国に共通した課題でもある．"家庭医"が行う治療は，より少ない医療資源で，より高い治療効果を挙げているという先進諸国での報告もある．日本でも，風邪に対して機械的に抗生物質を処方する医療機関は減っているらしいが，単に「頭痛がする」というだけでCTスキャンを施行するような状況に対して，改善すべきという機運が高まっている．こうしたことも家庭医にとって1つの追い風になっている．

●新しい時代の"家庭医"

しかし，追い風があるからといって，ただ待ってさえいれば，"家庭医"が積極的な役割を果たす時代が自ずとやって来るわけでは決してなく，彼ら自身の相当の努力が必要である．以下は4つの提案である．

〔1〕第1に，家庭医の存在意義について，もっと一般の人々に訴えていく必要がある．よりよい医療が提供されるためには，専門医の存在と同時に，"家庭医"の存在が不可欠であるが，この点について，現状では社会的認知が十分に得られているとは言いがたい．家庭医自身が，その存在意義について今後積極的に社会に訴えていく必要がある．

〔2〕第2に，しっかりとした哲学，方法論，技術論によって裏付けされた学問領域としての"家庭医学"の確立である．専門家としての"家庭医"として認知されるよう，学会による"家庭医"の認定制度の確立，および日本における家庭医学の本格的な教科書の作成が必要である．

〔3〕第3に，多くの若い医師や医学生が，将来"家庭医"を目指すよう

になるための，強い動機付けを与えることが必要である．例えば，ロールモデルとしての医師像を提示することや，継続的な卒後研修を受ける場を提供することなどが求められる．

〔4〕第4に，“家庭医”が地域の中で指導的な役割を果たすとともに，医療政策の意思決定に関し，もっと積極的な関与が必要である．家庭や地域におけるヘルスの実情を知る専門家として，“家庭医”が，医療保険制度や医師養成などの議論に対して積極的に発言していく必要がある．

ここで語られた“家庭医”は，「近所のお医者さん」という従来からの“家庭医”像とはいささか異なるかもしれない．しかし，新しい時代には，新しい“家庭医”の哲学が求められていると考えている．

Ⅶ　医師の地域および診療科ごとの配分

日本の保健医療について様々考察してきたが，ここでは地理的，診療科ごとの医師の偏在の解消に向けた各国の取り組みについて紹介し，さらに，わが国の医師偏在解決に向け愚見を述べてみたい．

まずは地理的，診療科ごとの医師の偏在の解消に向けた各国の取り組みについて述べよう．3点ある．

第1は，地域および診療科ごとの臨床研修枠についてである（表2）．世界のほとんどの主要国では，学会，医師団体あるいは政府が責任を持って，各地域，各診療科ごとに研修のポスト枠を決定している．ポスト枠自体は決まってしまっているため，第一志望の研修を受けられない場合は当然，第二志望の研修枠に応募することになる．健全な“競争”を通じて，研修医の地理的あるいは診療ごとのバランスの取れた配置がなされている．

第2は，臨床研修後の医師の地理的配分についてであり，やはりいくつかの取り組みがなされている（表3）．

表2　臨床研修枠の決定―地域および診療科ごとの配分

政府主体による	オーストリア，ベルギー，カナダ，デンマーク，フランス，ドイツ，ノルウェー，シンガポール，イギリス，韓国，インドネシア，マレーシア，タイ
医学学会など医療専門家による	オーストラリア，フィンランド，オランダ，ニュージーランド，スペイン，スウェーデン，スイス
民間（市場）による	米国

(source : WHO)

表３　臨床研修後の医師の地理的配分への取り組み

予算が予め地域に配分	イギリス，オーストリア，ベルギー，デンマーク，ドイツ，オランダ，スウェーデン，スイス
政府による一定期間の義務	インドネシア，韓国，マレーシア，シンガポール，タイ
インセンティブ（経済的なインセンティブやキャリア形成・生活環境向上のための支援メカニズム）	オーストラリア，カナダ，フランス，ニュージーランド，ノルウェー，スペイン

(source : WHO)

① まずは予算を予め地域に配分する方法である．住民のニーズを基に医療スタッフの人件費や医療機関の運営経費を各地域に配分し，医師を適正に配置している．こうした方法はイギリス，オーストリア，ドイツ，オランダなどでなされている．

② 次に臨床研修を終えたすべての医師が義務として，一定期間，政府が指定した地域での診療に従事する方策である．タイ，マレーシア，インドネシアなどで導入されている．

③ 様々なインセンティブを付与する方法もある．例えば地域医療に従事する場合，人口過疎地域に赴任したままになるのではなく，新しい技術や知識を身につけるために，都市部の中核的病院などに一時赴任できるような仕組みを用意している．また，地域で診療にあたる医師に対して，診療報酬上優遇したり，生涯教育や家族へのサポートなども行っている．こうした方法はオーストラリアやカナダ，フランスなどでとられている．

第３は，総合医（これについては「家庭医」，「かかりつけ医」など様々な呼び方があるが，仮に「総合医」と呼ぶこととする）についてである（**表４**）．日本においては，総合医という考えが定着していないが，欧米においては，医師の3～4割が総合医として地域の第一線で活躍しており，かつ，専門医としての総合医の資格と，これを得るための研修

表4　総合医と他の専門医との比率

総合医：50% 専門医：50%	ベルギー，フィンランド，フランス
総合医：30～40% 専門医：60～70%	オーストリア，カナダ，韓国，ドイツ，ニュージーランド，スイス，イギリス，米国
総合医：30% 未満 専門医：70% 以上	デンマーク，スペイン，オランダ

注）上記の国においては，すべての総合医は，最低2年以上の正規の研修を受ける必要があり，したがって，専門医として認識されている．

（source : WHO）

制度が確立されている．

こうした各国での取り組みを踏まえ，日本における医師偏在の問題について，私見を述べてみたい．ここには3つのポイントがあると思っている．

第1は，各地域，あるいは診療科ごとに，いったいどれだけの医師数が必要であるかを関係者がオープンに議論する時期に来たという点である．患者の代表，医師会の代表，政治家，行政官，有識者，マスコミ関係者など国民全体がこの議論に参加することが大切である．こうした議論を行うことにより，大学医学部におけるこれからの医学教育，各地域における医療機関同士の連携がどうあるべきかについて，議論がさらに深まる契機となる．

第2は，卒後臨床研修制度についてである．卒後臨床研修制度は，大学医学部を卒業した医師が，幅広い診療技術と経験を積むための制度である．本制度を持続可能とするためには，諸外国と同じように，研修医のポスト枠を地域ごとにある程度決めることが必要だと思う．卒後臨床研修のそもそもの目的は，医師としての基礎的かつ幅の広い診療技術，知識を身につけるということであり，こうした研修は必ずしも都会の病院でなくても，地方の病院でも十分に提供できる．ただし，この際満たすべき条件は，必要な teaching staff と十分な症例数が獲保されていることである（この条件を満たすことは極めて重要である）．若いうちに地域医療の重要性や充実感を経験したり，知識や技術において，人格的にも尊敬できる先輩医師と出会ったりすることにより，研修終了後もその地域での医療に貢献していく可能性も高いと期待される．こうした仕組みはその後の専門研修にも同様に適用されていくべきである．もちろん，研修終了後の選択は自由であり，都会の病院で働きたいという希望があれば，そうした道も当然確保されている．こうした方策はすぐにでも実行が可能であり，かつ医師の偏在に対して即効性がある．

第３は，総合医のための研修制度を確立し，専門家としての資格を与える仕組みを構築することである．患者サイドから見れば，医療に対しては大きく２つのニーズがあると思う．１つは，例えば眼の疾患であれば眼科の専門家に診療してもらいたいというニーズがある．もう１つは，患者の身体的な側面だけではなく，生活面，精神的な側面や生活全体を含めた包括的なケアへのニーズである．また，介護の必要性なども生じてくれば，地域の関係者とも調整して欲しい，往診もして欲しいというニーズも生じる．総合医はこうした多様なニーズに応える専門家として活躍することが期待されるのである．欧米の調査によれば，専門医と総合医が役割分担をし，互いに連携している地域においては，医療が良質でかつ効率的であることがわかってきている．地域で活躍する総合医を育成し，さらにその地域での活躍をサポートする仕組みづくりが，まさに日本では必要である．これにより，医師の偏在の問題の解決のみならず，医療全体をよくすることになろう．

日本の医療制度をよくしていくためには，「医療は国民みんなの共通の財産である」という原点に立ち戻り，国民それぞれが認識する必要がある．そしてそうした共通の土台の上で医師の配置の問題，臨床研修のあり方，総合医など，本質的な課題についてオープンに議論することが求められている．どのような医療制度を日本が構築していくかについて，長期的な視野で考える絶好の機会であると私は思っている．

Ⅷ 3.11 以前と，これから

今までの日本の医療

今までわが国における医療改革の議論は，給付と負担の見直しなど，医療保険制度の改革が中心であり，医療供給制度の改革は二の次であった.

日本の医療が抱えている課題は，次の4点にまとめられると思う.

① 医師への過剰な負担と burn out の問題
② 医療の量的な課題（医師の地理的偏在・診療科的偏在）
③ 医療の質・安全面的な課題
④ 増大する医療費の課題

こうした課題の背景には，日本の社会および日本人が乗り越えなければならない4つの根源的な問題が存在している.

1つ目は，医療を公共財として捉える認識の不十分さである．例えば医師の偏在の問題は，医師個人の意思は尊重しつつも，公共の利益とのバランスを考える必要があるにもかかわらず，このようなマインドが必ずしも醸成されていなかった.

2つ目は，長期的戦略およびビジョンの不明確さである．わが国の診療報酬制度は世界に冠たる仕組みで，数年おきに行われる診療報酬の改定は，医療費の微調整には有効だが，医療供給制度の根本的な解決策にはならない．また例えば，総合医の育成や資格について，具体的な議論がなされてこなかった.

3つ目は，地域（community）の絆の弱体化である．わが国におけるこの傾向は，諸外国に比べ顕著である．医療の問題の解決のためには，政治，行政，市民社会，NGO などが連携し，分野横断的な取り組みが必要だが，まだ十分とは言えない．

4つ目は医療を客観的に評価するツールが未開発であることである．現在の診療報酬は，提供した医療の「量」は反映するが，「質」については十分に評価がなされていない．また専門医についてもその質の担保が必ずしも十分になされていない．

高齢化，財源難，医療技術の進歩による必然的な医療費の上昇の中，医療や介護供給体制の抜本的な改革が求められていた．そうした中，2011年3月11日，東日本大震災が起きた．

3.11 東日本大震災

私は，震災発生直後より，母校自治医科大学医学部同窓会・東日本大震災支援プロジェクトの本部長として，被災地への医療支援に関与した．この支援活動の概略を簡単に説明し，さらに今回の支援活動の経験を踏まえ，支援する側のあるべき姿，これからの課題などにつき私見を述べたい．

自治医科大学の卒業生の数は，2011年3月時点で3,481人に達したが，それぞれ出身都道府県に戻り，地域における医療と介護の連携，予防活動など，包括的な地域医療を実践している．

こうした「地域医療」の経験を持つ全国の卒業生の間で，大震災発生直後から「被災地支援に行くべきだ」との声があがった．卒業生の熱意に後押しされる形で，東日本大震災同窓会対策本部が設置され，全国卒業生が参加する支援プロジェクトが立ち上がった．

●医師派遣

支援プロジェクトの基本精神は，①最低6か月に及ぶ長期の支援，②自立型医療支援，③避難所を含む地域全体の包括的支援，の3つに集約された．

上記の基本精神を基に，3月15日には2名の先発隊が現地入りし，

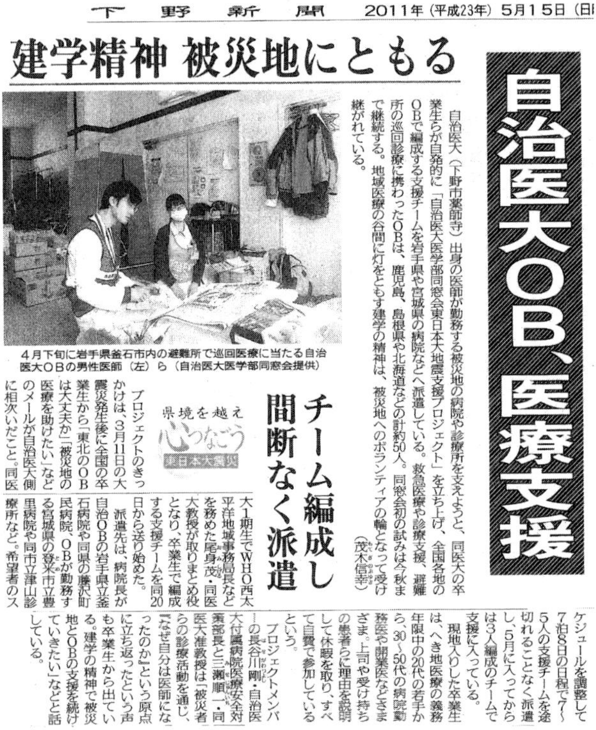

下野新聞　2011年（平成23年）5月15日（日）

自治医大OB、医療支援

建学精神 被災地にともる

自治医大（下野市薬師寺）出身の医師が勤務する被災地の病院や診療所を支えようと、同医大の卒業生らが自発的に「自治医大医学部同窓会東日本大地震支援プロジェクト」を立ち上げ、全国各地のOBで編成する支援チームを岩手県や宮城県の病院などへ派遣している。救急医療や診療支援、避難所の巡回診療に携わったOBは、鹿児島、島根県や北海道などの計約50人。同窓会初の試みは今秋まで継続する。地域医療の谷間に灯をともす建学の精神は、被災地へのボランティアの輪となって受け継がれている。（茂木信幸）

4月下旬に岩手県釜石市内の避難所で巡回医療に当たる自治医大OBの男性医師（左）ら（自治医大医学部同窓会提供）

県境を越え 心つなごう 東日本大震災

チーム編成し 間断なく派遣

プロジェクトのきっかけは、3月11日の大震災発生後に全国の卒業生から「東北のOBは大丈夫か」「被災地の医療を助けたい」などのメールが自治医大側に相次いだこと。同医大1期生でWHO西太平洋地域事務局長などを務めた尾身茂・同医大教授が取りまとめ役となり、卒業生で編成する支援チームを同20日から送り始めた。

派遣先は、病院長が自治OBの岩手県立釜石病院や同県の藤沢町民病院、OBが勤務する宮城県の登米市立豊里病院や同市立津山診療所など。希望者のスケジュールを調整して7泊8日の日程で7～5人の支援チームを途切れることなく派遣し、5月に入ってからは3人編成のチームで支援に入っている。

現地入りした卒業生は、へき地医療の義務年限中の20代の若手から、30～50代の病院勤務医や開業医などさまざま。上司や受け持ちの患者らに理由を説明して休暇を取り、すべて自費で参加しているという。

プロジェクトメンバーの長谷川剛・自治医大付属病院医療安全対策部長と三瀬順一・同医大准教授は「被災者らの診療活動を通じ、『なぜ自分は医師になったのか』という原点に立ち返ったという声も卒業生から出ている。建学の精神で被災地とOBの支援を続けていきたい」などと話している。

自治医大 OB の医療支援プロジェクト（2011 年 5 月 15 日下野新聞）

その報告を受けた後，3 月 20 日には第 1 グループ 6 名が岩手県釜石地区および宮城県南三陸町・登米地区に出発した．8 月 12 日時点では，22 グループ，総勢 93 名がすでに出発している．各グループは，現地の責任者のいわば“指揮下”に入り，“脇役”として 1 週間の支援活動を行う．その後，自治医大・対策本部に戻り，現地の状況などを詳細に報告し，その報告を基に，次グループの具体的活動が決定される．

プロジェクト開始後すでに 5 か月余りが経過したが（注：執筆時点），これからの支援を考える上で，5 つの重要な点が明らかになってきた．

① 地域のニーズは，急速に変化する．例えば，震災直後2～3日は，医療品や医療支援者の絶対的不足が顕著であったが，5日を過ぎると物資や医療支援が徐々に地域に届き始め，10日を経過すると“過剰”とも言える状態が一部に出てきた．ニーズは変化するので，支援の内容も適宜変更される必要がある．
② 8月時点では，医療支援はすでに峠を越えた．今後は，医療機関などに対する狭義の医療支援よりは，むしろ仮設住宅における衛生管理，感染症に対するサーベイランスの確立など，公衆衛生的アプローチおよび住民のメンタルケア，高齢者の介護，リハビリなどの生活支援を含め，幅の広い取り組みが必要になってくる．
③ 支援グループの中には，自分たちだけの都合で支援を開始し，引き継ぎもなく終了する例が散見された．支援が効果的であるためには，支援する側が，現地の責任者の指揮のもと，適切に行動することが必須である．これにより，現地の責任者は，地域全体の指揮・統括のために，より多くの時間とエネルギーを使えるであろう．
④ 被災地に関する情報が，様々なグループから発信されているが，被災地の全体像は必ずしも明確ではない．震災後5か月余り経過した今こそ，被災地における全体像（各地域の医療ニーズ，避難所の衛生状態，支援グループの数，必要な支援の一覧など）をまとめるべきであろう．このためには，様々な分野の支援者が現地の責任者を応援すべきである．
⑤ 震災直後の救命救急を目的とする，災害派遣医療チーム（DMAT）がすでに確立していた．しかし，急性期以降の生活支援を含めた中期にわたる支援の体制は確立していない．次回の災害に備え，いわば“中長期版DMAT”の確立が急務である．

さて，上記②で述べたごとく，被災地の方々に対するメンタルケアが，重要な課題の1つになっている．このため，5月6日出発の第8グループから，臨床心理士のグループが同窓会チームに加わり，8月12日時点で延べ51名の臨床心理士が被災地への支援に向かった．

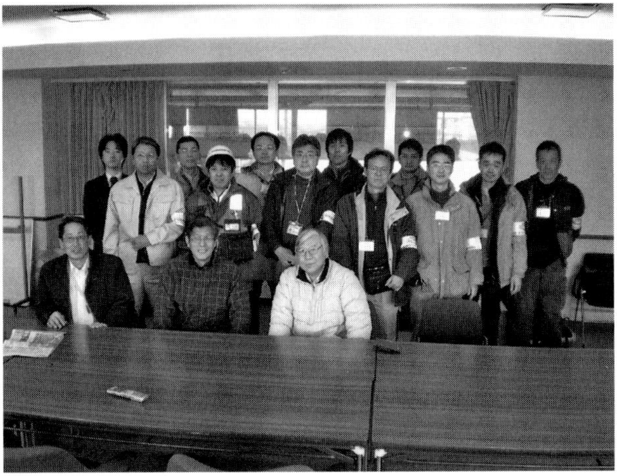

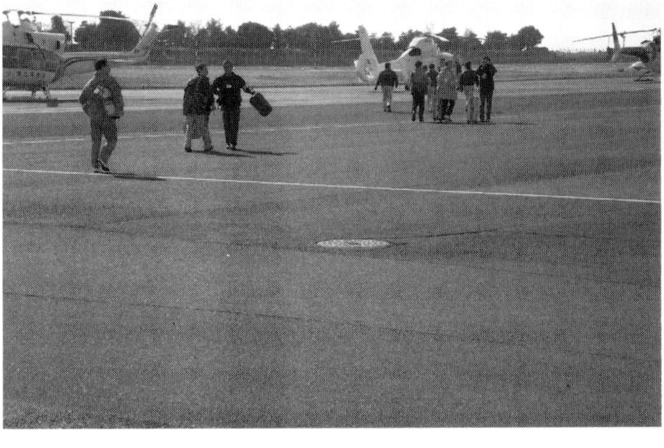

東日本大震災医療支援第１陣出発を見送る．上の写真前列中央が筆者（東京ヘリポート，2011 年 3 月 20 日）

● 公衆衛生的アプローチ

上記②，④，で述べた通り，医療支援の枠を超えた，中長期にわたる公衆衛生的な支援が急務である．

したがって，地域の健康に責任を持つ関係者（大学や研究所の公衆衛生の専門家，国や地域自治体の行政関係者，医療関係者，福祉関係者，都市・地域計画関係者，その他ボランティアなど）が集まり，それぞれの専門の枠を超えて，地域の復興に向けて貢献すること，および将来に備えるため，災害支援パブリックヘルスフォーラムが設立された．年齢のせいと思われるが私がフォーラムの代表役を務めることになった．

この災害支援パブリックヘルスフォーラムの目的（期待される結果）は，①「健康な地域」づくりを目指した被災地復興ビジョンの提示，②将来の大規模災害に備えた，急性期医療後の支援活動に関するシステム構築，③情報の集約・分析・発信を通じた，被災地のニーズに対応する復興支援，④科学的知見に基づく被災地の公衆衛生問題への具体的解決策の提示，の4つである．

7月18日には，釜石市長，南三陸町長，石巻市長，登米町長など被災地の市町長も招き，第1回パブリックヘルスフォーラムが仙台市にて開催された．

これからの社会のあり方

大震災後，①エネルギー資源の不足，②さらなる財源の不足，③震災・津波などの再発を考慮した地域づくりの必要性などを考慮すれば，今後，日本の社会は大きく変わらざるを得ない．コミュニティ全体が壊滅した被災地域では，現状の復旧過程がある程度落ち着いたら，これからのあるべきコミュニティの姿についても，早晩議論する必要が出てくる．新たな地域作りを考える上では，人々の今まで住み慣れた地域への愛着を配慮する必要があるだろう．しかし同時に，人々がある程度集約化して住み，医療介護，生活サービスへのアクセスが容易であること，つまり効率性，利便性も求められるであろう．

この議論には当該地域の人々（政治家，行政官，住民）が中心となり，国の支援，および有識者からの専門的アドバイスなども求められるであろう．

医療再建についても，地域再建の文脈から切り離して議論することはできない．新しい地域における例えば「総合医」の重要性については，論をまたない．また，高度な専門医療を行う病院については，いくつかの地域をカバーする場所に位置することが求められるであろう．

今回の震災により，多くの犠牲者が出て，いまだ多くの被災者が厳しい生活を強いられている．この厳しい現実に直面するなかで，地域そして医療再生に向けた，われわれ日本人の叡智と決意が試されている．

どう外国と付き合うか

最後に，国際的な側面からも考えてみたい．日本は経済力を背景に国際社会において，大きな存在感を示してきた．しかし，大震災後の日本は経済力に代わり，「生活の質」と「諸外国とのネットワーク」に価値を見い出すべきであろう．

今後は，好むと好まざるとにかかわらず，積極的に諸外国と付き合い，国際社会の中で魅力ある国づくりを推進していく必要がある．日本はお金はないが，生活の質が高い，そして多くの他の国の友達（ネットワーク）がある，と言われる国となろう．そのために，例えば高校生など若者が海外ボランティアに行くことを義務化してみるのはどうであろうか．

10

健康と文明

近年，地球温暖化とこれに伴う健康問題についての議論が活発化している．感染症から最近の地球温暖化まで，人類が直面してきた健康問題を文明史的な観点から考えてみよう．

Tony McMichael 氏によると，歴史上，疾病と文明の相互関係において，大きく 3 つの波があった（表 1）．

有史前，つまり人類が狩猟民族として，食糧を求めて各地を転々と移動していた時には大きな感染症の発生はなく，発生したとしても小規模に留まっていたと言われる．何故なら感染を維持するには，人口が少なすぎたからである．

ところが，農耕を中心として定住を開始する 4,000～5,000 年前頃から第 1 の波が起こる．人類が定住し始めた頃と時期を同じくして，歴史上初めて，天然痘，麻疹，結核といった疾患が集団で発生する．まさに文明が病気を生んだと言えるが，こうした感染症の発生は，シュメールやエジプトなど，文明が発達した多くの地域で見られた．

第 2 の波は，文明同士が「交流」することによって生まれてきたと言われている．この「交流」は貿易，旅行，あるいは戦争などによるもので，例えば，天然痘や麻疹はヨーロッパからシルクロードを経由し，アジアに広がったと言われている．また，“黒死病”は，日本では「ペスト」として知られ，ローマ帝国から，6～7 世紀頃のイスラム社会，さらに中国や日本にまで広がってきたと言われている．「ペスト」は 14 世

表1　健康と文明の関係

時期	出来事	病気	例
有史前	狩猟民族として生活	主な感染症の流行はなし	
第1の波 (5,000〜2,500年前)	農耕民族として"定住"	天然痘，麻疹，水痘，結核，小児麻痺	シュメール，エジプト
第2の波 (2,500〜700年前)	交易や旅行者などを通じた文明同士の交流	天然痘，麻疹	ヨーロッパからアジア（シルクロード）
		"黒死病"（ペスト）	6世紀からヨーロッパで
第3の波 (700年前頃)	大航海時代（大陸間の移動）	天然痘，麻疹，インフルエンザ，発疹チフス	ヨーロッパからアメリカへ
		梅毒	アメリカからヨーロッパへ
		マラリア，黄熱病	アフリカからヨーロッパへ
第4の波	?	?	?

（McMicheal AJ : Human frontiers, environments and diseases. Cambridge University Press, 1993 より改変）

紀に最高潮に達し，当時ヨーロッパの人口の 30〜40%，中国の人口の 50% が死亡したとも言われている．歴史学者によれば，"黒死病"は病気に対して全く無力であったキリスト教会の権威と伝統を失墜させ，より自由な「都市」を発展させ，ルネッサンスを生む契機となったと言われている．

第3の波は，16〜18 世紀頃の，大航海時代に端を発したと言われている．航海士により，病気も新大陸に渡った．例えば，梅毒などはアメリカ大陸からヨーロッパにもたらされ，逆にアフリカの風土病であったマラリアや黄熱病はアフリカからヨーロッパにもたらされたと言われている．

そして，現在私たちは"第4の波"の真っ只中にいると言える．その特徴とは何であろうか．この問いは，言い方を変えれば，第4の波を特徴づける21世紀の「出来事」と特徴的な「病気」は何かということである．

まず，現代の文明を特徴付ける「出来事」については，大きく5つのキーワードがあるのではないだろうか．それは①グローバリゼーション，②人口増加とこれに伴う都市化，③消費社会，④科学技術の隆盛とそれに対する過信，⑤少子高齢化の進展である．

まず，第1のグローバリゼーションである．文明の発展に伴い，移動手段は近年，急速に進化を遂げた．大航海時代には，命をかけて大陸間の移動をしたが，現代では24時間で地球上のほとんどの大都市間の移動が可能となっている．人，物，情報の地球規模での移動・流通はまさにグローバリゼーションの特徴である．

第2は人口増加とそれに伴う都市化である．緩やかに増加してきた世界の人口は，産業革命の頃10億人に達したのを契機に，加速度的に増加を続けている．国連の発表によると世界の人口は，1950年には25億人，1987年には50億人となり，2006年には67億人に達している．また，こうした人口増加に伴い，都市化の問題も生じてきている．人口は都市に集中し，東京，マニラ，上海，北京，デリー，ニューヨーク，メキシコシティ，サンパウロなど，人口1000万人以上の“メガシティ”が20以上も出現している．

第3は消費社会である．人類は狩猟から農耕へと生活スタイルを変え，食料の安定的確保を試みてきた．もちろん，食物の確保とその消費は，生存のためであった．ところが，文明の発展に伴い，食料の安定的供給が確保され，物資の安価かつ大量の生産が可能になってくると，消費それ自体が目的化してきた．

第4は，科学技術の隆盛とこれに対する過信である．産業革命の後，世界はかつてない科学技術の発展を遂げてきた．飛行機は大量の人や物資を積み込み，短時間で安全に移動することを可能とした．科学技術の医療への応用により，かつては救命できなかった疾患を治癒することを可能とした．ここ最近で言えば，10 数年前に携帯電話が一般化してからは，電気や水道のライフラインが全くないアフリカの奥地に入っても，携帯電話の鳴り響く音が聞こえるにまで至っている．確実に，科学技術の産業や生活への実用化は人類に大きな恩恵をもたらしたのである．一方で，これに対する過信もある．今やインターネットなくしてはビジネスは成り立たない．ところが，一度技術的問題でオフィス内外のメールを含む情報のやりとりができなくなると，業務のすべてに支障が起きるほどの甚大な影響が生じてしまうのである．

第 5 は少子高齢化の進展である．文明の発展に伴い医学が進歩し，疾病構造は変化を続けている．また，人々の生活に対する価値観が変化してきている．これらに伴い，人口の年齢構成がピラミッド型から，逆ピラミッド型へ変化し，特に先進国では，未曾有の少子高齢化社会を迎えている．

それでは，こうした現代の文明の出来事が，病気と一体どのような関係があるのであろうか．上記の第 4 の波について，「病気」の点から述べてみよう．

21 世紀の特徴的な病気の 1 つとして，SARS（重症急性呼吸器症候群），鳥インフルエンザなどの新興感染症の脅威が挙げられる．

2003 年に SARS が中国，ベトナムなどのアジアを中心として流行し，多大な社会的・経済的打撃をもたらした．また，過去のスペイン風邪，アジア風邪，香港風邪などに続く，新型インフルエンザの大流行の発生が懸念される中，SARS が終息した数か月後に鳥インフルエンザ（H5N1）がアジア地域で広がり始めた．ここに 1 つの疑問が生じる．「SARS，鳥インフルエンザなどの新興感染症の出現は偶然なのだろうか？」．ところで，新興感染症は，地球規模で見れば，毎年平均 1 つの新しい感染症が出現している（**表 2**）．しかも，その多くは人獣共通の感染症である．このことを考えると，「SARS，鳥インフルエンザなどの新興感染症の出現が偶然か？」，という問いは，「人獣共通新興感染症の出現は単なる偶然なのか？」という大きな問いと同じことになる．

この問いに答えるために，人獣共通感染症の代表でもある鳥インフルエンザ（H5N1）を例に，なぜアジア地域で感染が発生し始めたのかについて考えてみたい．

2003年末からアジア各国において，鳥インフルエンザ（H5N1）の鳥での流行が続いている．なぜ鳥インフルエンザがアジアで発生したのであろうか．ここには多くの要素が関与しており，1つの仮説で説明でき

表2　新興感染症の出現

年	病気	自然宿主（疑いも含む）
1957	アルゼンチン出血熱	マウス
1959	ボリビア出血熱	マウス
1967	マールブルグ病	
1969	ラッサ熱	マストミス
1969	急性出血性結膜炎	
1976	エボラ出血熱	チンパンジー
1977	在郷軍人病	
1980	ヒトT細胞白血病	
1981	AIDS	
1982	ライム病	
1982	腸管出血性大腸菌	
1985	牛海綿状脳症	羊
1988	E型肝炎	
1988	C型肝炎	
1991	ベネズエラ出血熱	ラット
1993	ハンタウイルス肺症候群	シカネズミ
1994	ヘンドラウイルス病	オオコウモリ
1994	ブラジル出血熱	
1995	G型肝炎	
1997	鳥インフルエンザ	鳥
1998	ニッパウイルス	オオコウモリ
1999	西ナイル熱	鳥
2000	新型アレナ熱	ラット
2003	SARS	ハクビシン

・近年を見ても，年間平均1つの新しい感染症が出現している．

・しかも，多くは人獣共通感染症である．

（山内一也：キラーウイルス感染症．2001，双葉社より抜粋）

るものではないが，アジア地域と他の地域を比較すると，興味深い差があることに気づく．それは，人口密度と家禽類の密度である．アフリカ地域は，人口密度は高いが家禽類の密度はそれほど高くない（図1，2）．このことは今のところ，アフリカからの鳥インフルエンザの報告がない一因である可能性がある．一方で，アジア地域とヨーロッパ大陸の一部について，人および家禽類双方の密度が高い．しかしながら，ヨーロッパ地域では，鳥インフルエンザの流行が報告されているが，状況はアジア地域ほど悪くない．この違いの背景には，どうも養鶏方法の違いがあるようだ．ヨーロッパ地域では比較的近代化された養鶏場で衛生的な環境下で飼育されるが，アジア地域においては，農家の裏庭で飼育を行う伝統的な"裏庭農家"の割合が高い．こうした"裏庭農家"では，渡り鳥やアヒルなど他の鳥類と"にわとり"との接触を防ぐ"隔離"がなされておらず，ウイルスの"にわとり"への感染が起きやすい．こうした養鶏方法の差が，感染の規模について，ヨーロッパとアジア地域で違いが生じている背景にあるようである（図3）．また，アジ

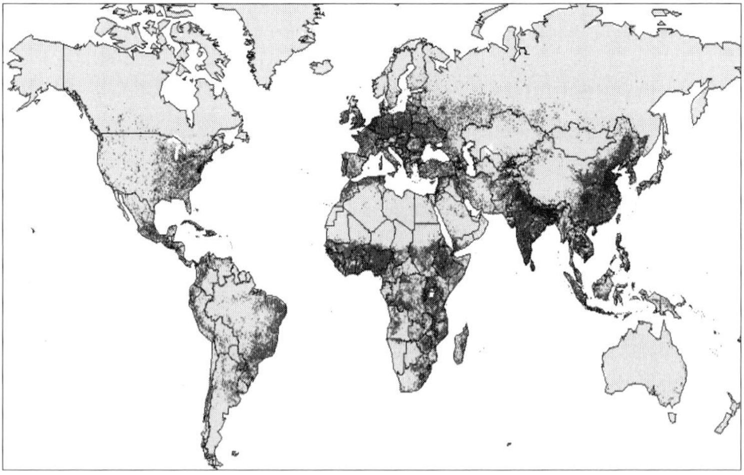

図1　世界の人口密度（source：FAO）

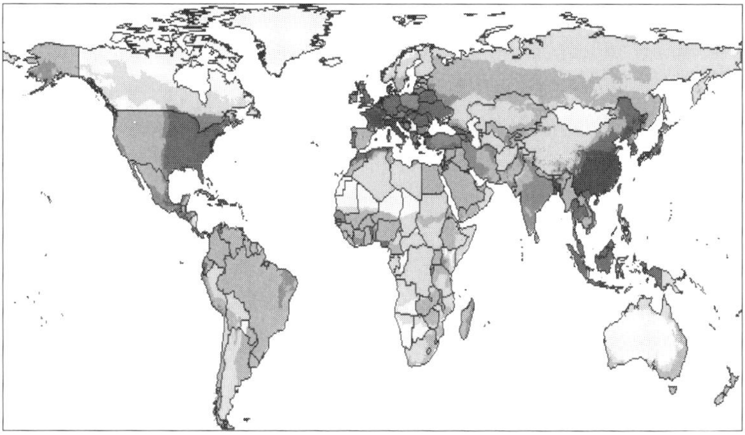

図 2　家禽類の世界における密度（source：FAO）

ア地域では他の地域にも増して鶏肉の消費量・生産量が急速に増加している．こうした要因もウイルスの拡大に影響している（図 4）．

ウイルスの“歴史”をたどってみると，人獣共通感染症は決して現代になって突然出現したものではないことがわかる．人類の祖先は，100 万年ぐらい前に出現し，現在の人類ホモサピエンスが出現したのは 20 万年ぐらい前と言われている．ネズミや牛・豚などの動物が出現したのは 5000〜6000 万年前であり，ウイルスはこれよりはるか前から存在していたと考えられている．したがって，人類が誕生するはるか前から，ウイルスは動物に感染していたと考えられ，人類出現後は，これらが人にも感染し，その中から人だけに感染する種類の感染症も出現してきたのである．

この意味で，例えば，エボラ出血熱，HIV，SARS など人獣共通感染症は，現代になって突然出現したものではなく，以前から，限定的な地域で動物に感染していたものが，グローバリゼーションなどにより，動物と人が接する機会が増えるにつれ，発生頻度が急に増したと考えるほうが自然なのである．したがって，文明が続く限り，人獣共通感染症は

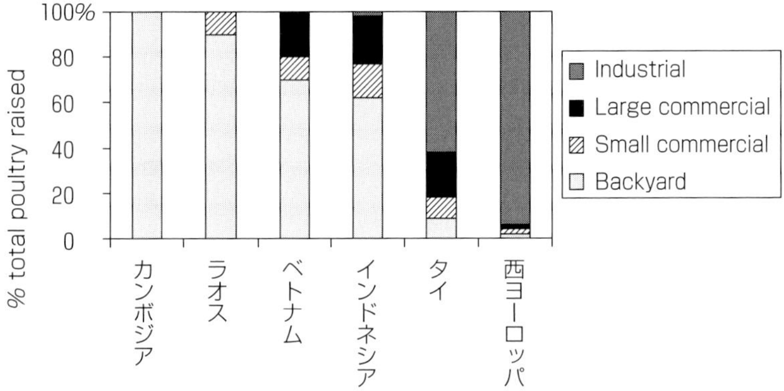

図3　“裏庭農家”の割合(source：FAO)

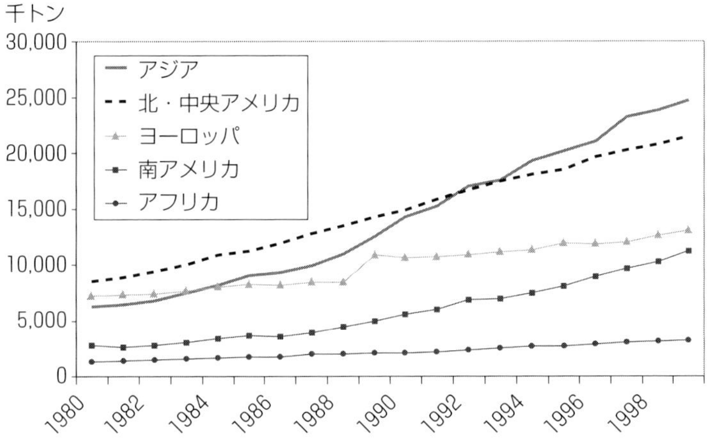

図4　世界の鶏肉の生産量の傾向（source：FAO）

出現し続けると考えられる．上記「人獣共通新興感染症の出現は単なる偶然なのか？」に対する答えは，「NO」である．文明がひき起こした感染症なのである．

文明との関係から考えると，21世紀を特徴づける病気の1つに生活習慣病を含む，非感染症がある．発展途上国においては，これまで感染症が主要な病気であったが，先進諸国同様，今後非感染性疾患の増加が懸念されている．

日本でも大きな社会問題となっている自殺の問題もある．日本の自殺者は年間3万人以上であり，交通事故による死亡者よりも多い．しかも，人口10万人あたりの死亡率は最近急速に増加している．自殺の問題は日本だけでなく，WHO西太平洋地域全体でも重要な課題となっている．例えば，地上の“楽園”とも言われる太平洋の島々でも自殺が問題となっている．WHO西太平洋地域事務局は，なぜ自殺が増えているのか，その対策の糸口を見つけるため，精神医学のみならず，公衆衛生学，心理学，社会学など様々な分野からの専門家に議論をしてもらった．その結果，共通して指摘された社会背景が「関係性の喪失」ということであった．

さらに最近では，地球温暖化のため，例えば，以前は発生が確認されていなかった地域にマラリアが拡大しているという報告がなされている．

このように，第4の波を象徴する文明の出来事は，① グローバリゼーション，② 人口増加とこれに伴う都市化，③ 消費社会，④ 科学技術の隆盛とこれに対する過信，⑤ 少子高齢化の進展であり，これと関連する形で，感染症の大流行の脅威，生活習慣病や自殺など非感染性疾患の増加，さらに地球温暖化などが，世界的な問題となってきているのである．

以上のように考えてくると，健康被害に対する人類の関与度は，文明の発展に伴って大きくなってきたことがわかる（図5）．

文明の発展により，人類は大きな恩恵を受けたが，一方で，現在発生している多くの健康被害は，人類そのものに起因しているのである．このことは，逆に言えば，私たちの態度いかんによって，遭遇する病気のあり様も変わってくる．つまりは人類の哲学，生き様の問題と言えるのである．

それでは，どのような哲学が必要か．私は3つのキーワードがあると

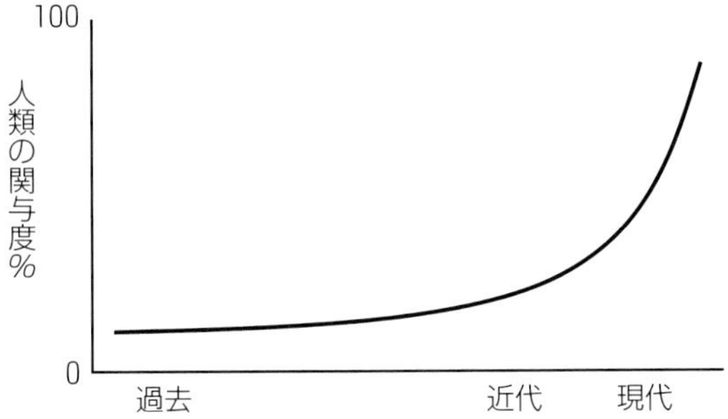

図５　健康被害に対する人類の関与度

思っている．

まず１つ目は，健康危機への覚悟である．文明が続く限り，今まで議論してきたように，病気を含め健康被害が発生することは不可避である．健康危機が必ず起こることを覚悟した上で，その発生に普段から備えておくことが必要である．

２つ目は循環型社会へのなだらかな移行である．近代以降，人類の歴史は，人間による自然支配の歴史であった．しかし，自然支配の考え方が今限界に来ている．これからの人類には，科学技術のさらなる発展に向けた努力の中にも自然への畏敬の念，自然と共に生きる姿勢が求められよう．

３つ目は新たな価値観の創造である．現代に生きるわれわれの一般的な価値観は，競争に勝ち，より多くの所得を得，より多く消費することであった．しかし，“人はパンのみにて生きるにあらず”である．生きるには目的や生き甲斐が必要である．これからの人類には，健全なる競争と同時に，人々がお互いに支え合い，分かち合う精神が求められるであろう．

11

若者へのメッセージ

私はクリスチャンではないが，最も好きな言葉の１つが旧約聖書の伝道の書の中にある．

「天が下のすべての事には季節があり，すべてのわざには時がある．生まるるに時があり，死ぬるに時があり，植えるに時があり，植えたものを抜くに時があり，泣くに時があり，笑うに時があり，悲しむに時があり，踊るに時があり，黙るに時があり，語るに時があり，愛するに時があり，憎むに時があり，戦うに時があり，和らぐに時がある」．

若者にとって青春とは，如何なる“季節”，“時”であろうか？

「得手に帆を挙げよ」と言われる．けだし名言だが，人生の入り口に立つ若者にとって，自分の“得手”は簡単にはわからない．自分は何に向いているか？　何を一生の仕事にしたいのか？　そもそも自分には得手があるのか？

「迷い」は青春の特徴だ．迷わない若者は，真の天才か，よほどの能天気だ．

ほとんどの若者にとって青春時代とは，言葉の持つイメージに反し，思い悩み，試行錯誤する“季節”，“時”と言える．

どうしたら若者は，自分の“得手”を捕まえることができるのか？

私の青春時代もご多聞に洩れず“彷徨”の季節であった．そんな時に出会ったのが小林秀雄さんの作品，いや人格であった．物事を“とことん”考え抜いて，日本人の考え方に影響を与えた文芸評論家の小林秀雄さんと，日本人初のノーベル賞受賞者・湯川秀樹さんが，戦後間もなく対談した．

小林秀雄さん曰く「私は…持って生まれた自分の素質というものを考える．本当の意味の仕事というものは素質の中での仕事じゃないかとよく考えます…自分の素質だとか，運命という限定された突破することのできないことが必ず与えられているので，それを肯定してそれと対決して仕事をするのが仕事なんだと思う」（小林秀雄全作品 16『人間の進歩について』p 47，新潮社，2004）

「個性」について述べているようだ．その「個性」について小林秀雄さんは，別の対談でこうも述べている．

「我々が普通考えているようなもの（例えば背の高低，頭の良さ，顔つき，生まれ持った気質など：筆者注）は個性とは言わない．こんなものは誰にだってあるんです．それは（遺伝子や環境により：筆者注）強制されたもんです．だからそんなものは，克服しないといけない」．

つまり，小林秀雄さんは，自分に与えられた課題，自分の弱さ等に正面から格闘することによってしか，本当の自分には出会えない，個性とは，生まれ持った外見や性質ではなく，自分に与えられた条件と闘うことによって獲得するものだと言っている．

一方，対談相手の湯川秀樹さんは「一つのことをやり出したら他の事は忘れてしまう程の無鉄砲さ，がむしゃらが若い頃には自分に出会う為に必要だ」という意味のことを述べている．（小林秀雄全作品 16『人間の進歩について』p 44，新潮社，2004）

昭和を代表する 2 人の知性が，自分を知り，個性を確立することは決して生易しいことではないと言っている．“得手”とは，そう簡単には自分の正体を表わしてくれないようだ．

若者はどうしても，性急に答えを求めたがる．自分は“こんな者”と見切り，早く安心してしまいたい．自分自身と格闘しながら，物事が熟成してくるのが待てない．

これからの長い人生において，様々な困難，挫折，悲哀に遭遇するであろう．しかし，君たちには，人生の最後に「自分の人生は厳しかったが，十分堪能することができた」と言えるような生き方をしてほしい．

人生に誠実に正直に立ち向かった人だけが，人生の最後に，そう感じることができるだろう．皆さんの健闘を祈る．

付録

WHOって，何？

WHOとは

「WHO」と聞いて何を想い浮かべるだろうか．学校の授業で「WHOの健康の定義」（健康とは身体的，精神的，社会的に完全に良好な状態であり，単に病気あるいは虚弱でないことではない）を習った方もいるだろう．また，天然痘の根絶や現在進行中のポリオ根絶計画がWHO主導のもとに行われていることをご存知の人も多いと思う．高血圧の基準やモルヒネを用いたがん疼痛標準治療法も，WHOの定めた基準を基にしている．

保健医療関係者のみならず，一般の人々の間でもWHOの名は知られている．しかし，WHOの職員が実際にどんな風に仕事をしているのか，想像がつくだろうか．

WHOは国連の専門機関で，世界を6つの地域に分け，それぞれに地域事務局を設置している．

私が働いていた西太平洋地域事務局はマニラに本部を設置し，日本から東アジア，オセアニア，南太平洋島嶼国に至る37の国と地域を管轄している．地域事務局長である"RD"（Regional Director）は加盟国から投票により選出され，マニラの地域事務局および各国に設置したWHO代表事務所で働く様々な国籍を持つ500名以上のスタッフの活動全体に責任を負っている．

具体的にRDがどのような仕事をしているのか，以下は私の“RD”としての2003年初頭の毎日を日誌風に綴ってみたものである．

1月14日（水）

WHO執行理事会出席のため，マニラからジュネーブに向かう．日付変更線を頻繁に跨ぐと，物忘れがひどくなるという．この年になると時差がつらい．生涯に飛行機内で過ごす時間はどれほどになることだろうか．持病の腰痛もきっとこのせいだ．

1月19日（月）

執行理事会開催．世界全体で32人いる執行理事は，簡単に言えばWHOの最高議決機関である世界保健総会の水先案内人である．予算や幹部人事など，執行理事会で決められた内容が毎年5月の保健総会に諮られる．私の役割は事務局として執行理事にWHOの方針や西太平洋地域の現状を説明することである．

“RD”は世界に6名いるのであるが，西太平洋地域はSARSと鳥インフルエンザの震源地であるだけに，私への質問がいくつかあった．中には「不規則発言」もあり，厳冬のジュネーブで汗をかくことしきり．

1月23日（金）

執行理事会最終日．この日，私の西太平洋地域事務局長としての2期目の任期が承認される．昨年9月に地域加盟国の投票により満場一致で推薦されていたことではあるが，正式の承認を得て決意を新たにする．

振り返れば1期目の5年間，結核をはじめとする感染症や急増する生活習慣病など各疾病対策から医療制度改革，環境保健に至るまで，山積する課題に加盟国やスタッフと共に無我夢中で取り組んできた．昨年のSARS制圧対策は，とりわけ印象に残っている．受諾演説の中ではこれまでを総括するとともに，2期目の課題として各種公衆衛生施策のみならず，新たな保険医療制度の方向性を模索すべきことを提起した．

国際会議のこのような場での祝辞はプロトコール（定型的手順）と言ってもよいが，定型的でない言葉もいくつか頂戴し，年甲斐もなく感激する．

1月24日（土）

執行理事会終了．試験明けの学生の気分である．久々にのんびりとレマン湖畔を散歩していたところ，WHOベトナム事務所のスタッフから携帯電話が入る．鳥インフルエンザの流行制圧が思わしくなく，すぐにベトナムに来てもらいたいとのこと．ベトナムはテト（旧正月）で国中が休みのはずであるが，惰眠を貪っていられる状況ではない．東京に向かう予定を急遽変更してハノイに向かうことにする．

1月26日（月）

ハノイ到着．どこで聞きつけたのか，NHKの記者が空港に待ち構えている．言葉足らずの説明が誤解を招くこともあるので，メディアへの対応はいつも気を遣う．

WHOベトナム事務所でスタッフと現状を検討する．これだけ短期間に家禽類への感染が広がった例はないだけに，予断を許さない．

1月27日（火）

この日がベトナムの旧正月明け初日である．保健大臣と副首相に相次いで面会．現時点では人から人への感染の証拠はないものの，鳥での感染が長引けば長引くほど，人への感染リスクは高まる．感染家禽類の迅速な処分と，その際の適切な感染防御，および鳥・人双方のサーベイランス強化の重要性を訴える．副首相の理解を得られ，来た甲斐があった．

記者会見後，翌日の鳥インフルエンザ対策大臣会合に出席のため深夜便でタイのバンコクへ．待ち構えていたスタッフとの打ち合わせを終えれば，すでに午前3時であった．

1月28日（水）

タクシン首相主催の昼食会後，タイ外務・保健両大臣共同司会のもとに会議開始．WHOを代表して各国大臣に技術的観点からの提言をする．「明日にもパンデミックで数千万人死亡」との無用な危機感を煽らず，かつ，なすべきことを着実に実行するよう促するのは，なかなか骨の折れる仕事だ．声明文作成にやや難航するが，家禽類の飼育から販売に至る包括的管理が必要との最も重要な一文は盛り込めた．

2月1日（日）

午前中，久々の東京での休日を自宅で過ごす．初孫の出産予定日であったのだが，この日は空振りに終わる．

夕方からNHK総合テレビ「海外ネットワーク」鳥インフルエンザ特集の生収録．午後6時45分の番組終了と相前後して，「ベトナムで鳥インフルエンザの人から人への感染疑い濃厚」との

WHO 発表が飛び込んでくる．NHK は事前の予定を差し替え 7 時のニュース冒頭で報道するという．急遽このニュースにも出演を依頼される．アナウンサーとの挨拶もそこそこに，考えをまとめる猶予もないまま本番となる．
　なんとか無難にこなし NHK を後にしたところで，急に空腹を覚える．

WHO に直接間接に関わって働く人は 1 万人を超えている．その中でも RD の立場はやや特殊であるので，「WHOって何？」の一般的解答にはならないが，WHO について，読者の皆さんの理解に少しでも役立てればと思う．

WHO で働きたいと思う人へ

私は笹川記念保健協力財団のフェローシップなどを通じて，WHO 西太平洋地域事務局を訪問する若い医師などと話す機会がたびたびある．その時，よく聞かれる質問がある．「WHO や国際保健分野で将来働いてみたいのですが，どのような人が向くのでしょうか，どのような資質を磨いていくべきでしょうか」といった内容である．
国際保健を志す若い人に対し，メッセージを込めて述べてみたい．
WHO での仕事と臨床現場での仕事を比較してみると，いくつかの点で違いがある．
1 つは，臨床現場では患者との 1 対 1 の関係が基本となるが，WHO においては，各国政府や国際機関などの多くの方を相手にする点である．臨床医が対患者関係の中で実際に治療をしたりするのに対して，WHO ではカウンターパートとの連絡，調整，交渉が仕事の主体となる．

次に，臨床現場においては，物事を深く追究していくようなアプローチが主体となる一方，WHO においては，むしろ，物事を広く追究するアプローチが主体となる．なぜならば，SARS など感染症対策ひとつを取り上げてみても，生物学的な側面だけでなく，社会的因子，経済的因子，文化的因子などをも考慮して，対策を構築していくことが必要となるからである．

また，臨床現場においては，自らが診療や研究に取り組むことになるが，WHO での仕事においては，専門家を集めての会議の開催，各国政府の利害調整，富裕国に対して発展途上国への援助依頼，世界への情報発信など，“オーガナイザー”としての仕事が中心になる．

それでは，どのような人が WHO など国際機関での仕事に向いているのであろうか．

まず第 1 に，人と交わり，いわば人間が好きであることが必要である．1 人で書物を読んだり，コンピュータと向き合っていることよりは，異なる意見を聞き，うまくまとめながら議論を発展させるようなタイプの人が向いているであろう．集団の世話役を買って出るようなタイプである．

また，感染症やメンタルヘルスなどの専門性を持っていることも重要である．同時に，専門性という軸に加えて別の軸を持ち，幅広い分野への関心を持っていることも求められる．これは「T 字型人間」と呼ばれているが，この両者を持っていることが WHO などでの仕事には大変プラスになる．なぜならば，その人の物事の見方が多面的になるからである．保健問題は単に 1 分野の課題として捉えられるものではなく，農業，教育，産業といった多くの分野の課題とリンクしている．したがって保健問題の解決に取り組むにあたっては，保健分野での専門性はもちろん，幅広い分野に関心を持って問題を捉えていくことが求められるのである．

さらに，すぐに結果が出にくいという不安定さに耐えられることも重要である．臨床現場では短期間で治療の結果が現れることもあるが，国際保健分野では，1つの課題の改善・解決が目に見える形で出てくるには，10年単位の年月が必要となることも多い．こうした結果が得られにくい不安定な状況に耐え，対策を進めていけるような“胆力”も必要である．

また，当然のことだが，仕事をこなす上で，最低限の語学力は必須である．日本人にとってはなかなかハードルが高いかもしれないが，国際分野で働くにはどうしても必要な条件である．筆者が薦める最も有効な英語勉強法は英字新聞の興味ある記事を毎日読むことである．

これからの国際社会において，保健分野の重要性はますます高まるであろう．保健医療は，わが国の得意分野の1つである．この分野を通し，わが国は世界に貢献できる．若い人の大いなる活躍を期待している．